일러스트로 배우는

난발치 공략 테크닉

저　　자: 야마우치 겐스케 (山内健介)
일러스트: 고야마 게이스케 (小山慶介)
감　　역: 김 철 환

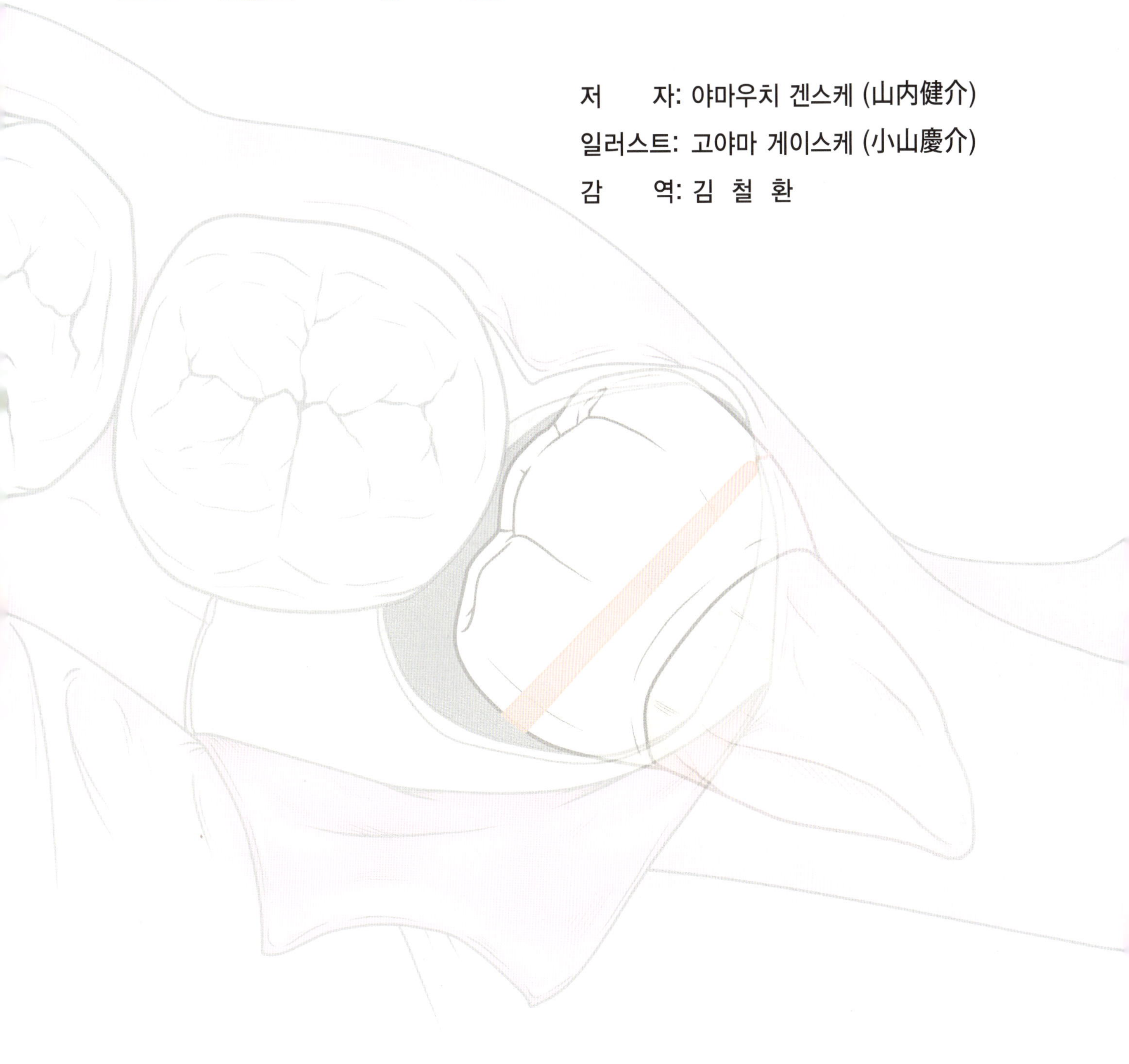

대한나래출판사

DaehanNarae Publishing, Inc.

SK V1 Tower 1507
Younmujang 5 gagil 25, Sungdong-gu,
Seoul 04782, Korea
TEL: +82-2-922-7080
FAX: +82-2-922-0841
E-mail: nrpub@naver.com
Website: www.nrbooks.kr

口腔外科医がイラストで語る難抜歯攻略テクニック
KOKUGEKAI GA IRASUTO DE KATARU NANBASSHI KORYAKU TEKUNIKKU
by Kensuke Yamauchi
Illustrated by Keisuke Koyama

Printed in Korea

일러스트로 배우는 난발치 공략 테크닉

발행일　2020년 7월 5일
저자　야마우치 겐스케·고야마 게이스케
감역자　김철환
발행인　최용원
편집디자인　이은의
표지디자인　이은의
교정·교열　염정혜
발행처　**대한나래출판사** (등록 제2012-000051호/1994.6.10)
주소　서울시 성동구 연무장 5가길 25, 성수역 SK V1 Tower 1507호 (성수동 2가 315-61)
전화　(02) 922-7080
팩스　(02) 922-0841
이메일　nrpub@naver.com
홈페이지　www.nrbooks.kr

ISBN 978-89-5741-731-7

정가 60,000원

저자 약력

프로필

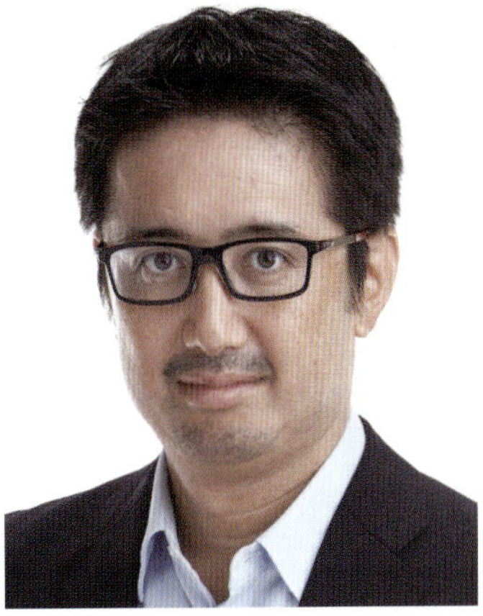

야마우치 겐스케 (山内健介)

치학박사, (공사)일본구강외과학회 전문의·지도의,
(공사)일본구강임플란트학회 전문의·지도의,
일본암치료인정의기구 인정의(치과구강외과), 치과의사 임상연수지도 치과의

2001년 도호쿠대학 치학부 졸업
2001년 규슈치과대학 구강외과학 제2강좌
2001년 가가와현립중앙병원 치과구강외과 촉탁의
2003년 규슈치과대학 구강외과학 제2강좌 조수
2011년 네덜란드 마스트리흐트대학 두개악안면구강외과강좌 유학(~2012년)
2012년 도호쿠대학 대학원 치학연구과 악안면·구강외과학 분야 조교
2013년 도호쿠대학 대학원 치학연구과 악안면·구강외과학 분야 강사
도호쿠대학병원 치과 임플란트센터 부센터장(겸임)
2017년 도호쿠대학 대학원 치학연구과·구강외과학 분야 준교수

프로필

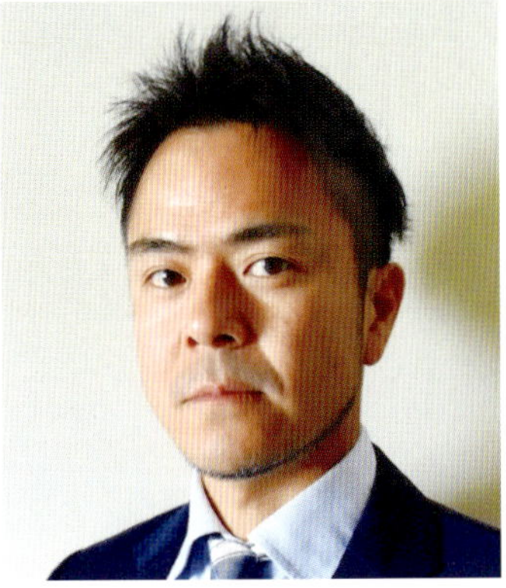

고야마 게이스케 (小山慶介)

일본구강외과학회 인정의

2004년 일본대학 치학부 졸업
2004년 게이오의숙대학 의학부 치과·구강외과학교실
2007년 NHO 가스미가우라의료센터 치과구강외과
2010년 게이오의숙대학 의학부 치과·구강외과학교실
2010년 독일 레겐스부르크대학 두개악안면외과학강좌
2012년 NHO 가스미가우라의료센터 치과 구강외과
2016년 네덜란드 마스트리흐트대학 두개악안면구강외과강좌 유학 중

감사의 말

이 책을 발간함에 있어 지금까지 지도편달 해 주신 도호쿠대학 악안면·구강외과학 분야의 다카하시 사토루(高橋 哲) 교수, 네덜란드 마스트리흐트대학 두개악안면 구강외과학 분야 Peter Kessler 교수, 지금까지 함께 진료를 실시해 온 모든 동료 선생님들, 또한 출판에 힘써 주신 ㈜인터액션의 하타 메구미 님께 감사 인사를 드린다.

저자 야마우치 겐스케 (山内健介)

서문

치아를 빼는 것은 어렵다.

오랜 기간 임상에 종사해 온 구강외과의라 해도 모든 증례에서 의도한 대로 순조롭게 치아를 뺄 수 있는 것은 아니다. 이것은 심부수평매복지치만의 이야기가 아니다. 쉽게 뺄 수 있을 것처럼 보였던 대구치나 때로는 단근인 절치도 그럴 수 있다. 환자의 나이, 골질, 치질, 치아의 경사, 치근의 수……. 곤란한 상황에 빠졌을 때의 대응은 의사에 따라 다를 수 있지만, 경험이 많은 의사일수록 그 대응과 변경의 판단이 빠르다.

수련의나 미숙한 초보 의사가 발치를 보조할 때 선입견이나 공포심 때문에 스스로 곤란한 상황을 만들어 내는 경우가 종종 있다. 그러한 상황에서 설명할 때는 말로 설명하는 것보다 모식도를 보여 주고 구체적인 포인트를 보여 주는 방법이 효과적이다. 발치뿐 아니라 구강외과 수술 전반에 대해서 수술 전에 머릿속에 떠올릴 수 없는 수술은 실제로도 완수할 수 없으므로, 꼼꼼히 수술 계획을 머릿속에 그릴 수 있는지, 그리고 잘되지 않을 때의 상황을 떠올릴 수 있고 대응을 검토할 수 있는지가 중요하다.

컴퓨터 기술이 발전된 현대나 가까운 미래에도, 발치라는 아날로그적 수술은 당분간 계속될 것으로 보인다. 수술 전의 술자의 마음속에는 그 해부학적 요소나 방사선영상이, 술식에 있어서는 교과서가 표준이다. 그리고 발치에 한정하지 않는 훌륭한 수술 교과서, 특히 해외의 책에는 이해하기 쉽도록 일러스트가 많이 사용되고 있다. 이 책은 수술 사진을 하나도 사용하지 않고 예상 가능한 증례의 발치 전략에 대해 해설하고 있다. 일러스트의 리얼리티에 관심 있는 독자도 많겠지만, 일러스트를 담당한 고야마(小山) 선생님이 구강외과의이므로 그 요점이 잘 표현된 것이 이 책의 특징이다.

'일러스트의 힘'을 믿으며, 이 책이 한 명이라도 더 많은 치과의사의 일상 임상에 공헌할 수 있기를 바란다.

저자 야마우치 겐스케 (山内健介)

감역자 약력

프로필

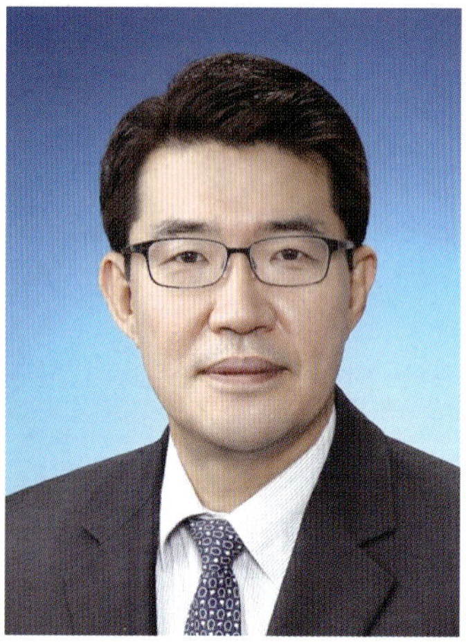

김 철 환 교수

단국대학교 치과대학 구강악안면외과학 교수
(사) 대한치의학회 회장
(사) 대한치과의사협회 학술부회장
대한구강악안면외과학회 이사장 역임
단국대학교치과대학병원장 역임

감역자 서문

대한구강악안면외과학회 이사장 시절에 일본 도호쿠대학교 대학원 치학연구과·구강외과 분야에 근무하는 야마우치 겐스케 교수의 이 저서를 만났습니다. 저자와는 규슈치과대학에 근무하던 시절부터 개인적으로 친분을 쌓아왔는데, 그분의 훌륭한 임상과 학문에 대한 집념 그리고 언제나 환자에게 최선을 다하는 마음가짐에 큰 감동을 받아 인연을 이어 자주 만나게 되었습니다. 저자는 일본구강외과학회의 학술 임원으로서 한국에도 자주 방문하였으며, 역자가 일본에 갈 기회가 있을 때도 자주 만나면서 전혀 어색함 없이 서로 친근감을 가지고 교류하였습니다. 가장 최근에는 2019년 10월 일본 홋카이도 삿포로시에서 개최된 제64차 일본구강외과학회에서 만나서 이 책에 대하여 의견을 나누었습니다.

야마우치 겐스케 교수의 이 책 "일러스트로 배우는 난발치 공략 테크닉"를 받아들자마자 역자는 "일러스트가 잘되어 있으며, 저자의 수많은 의료행위의 경험 속에서 우러나오는 내용을 담고 있다."고 저자에게 설명을 드리면서 바로 우리 한국의 치과대학생과 임상에 종사하는 치과의사들에게 이 책을 소개하고자 번역 출판에 대하여 의논하였습니다.

이 책의 구성은 제1장 치아가 발치되지 않는 상황을 초래하는 네 가지 원인, 제2장 발치에 사용하는 기구의 원리와 절개·봉합, 제3장 발치의 기본과 난발치, 제4장 상악 지치의 발치, 제5장 하악 매복지치의 발치, 제6장 고령자·만성질환자의 발치로 분류되어 있는데, 각 장마다 기본술식과 요점을 강조하였고, 모든 일러스트들이 마치 동영상으로 과정을 보듯 알기 쉽게 단계별 도해로 표시되어, 각각의 의료행위 과정들이 술자의 뇌 속에 순서대로 자동입력되는 느낌을 줄 정도의 우수한 도해라고 감히 칭찬을 아낌없이 드리고 싶습니다.

발치라는 의료행위는 치과임상에서 일상적으로 이루어지는 구강악안면외과의 기본 술식으로, 기계적·학문적 원리뿐 아니라 임상 치과의사의 경험적 지식을 동반하는 지능적 원리가 함께 적용되는 진료행위입니다. 4차 산업혁명 시대를 맞아 급변하는 현대 치의학의 발전에도 불구하고 발치 수술은 의료인의 필수 의료행위로서 그 누구도 대신할 수 없는 진료행위이기 때문에, 치의학을 공부하는 학생뿐 아니라 각각 다른 임상환경에 계신 모든 분이 발치라는 의료행위 이전에, 또한 환자의 발치 수술 난이도를 평가하기 전에 꼭 한 번씩 이 책을 가까이 두고 숙독하길 바랍니다. 이 책으로 인해 임상현장에서 발치행위 상황을 이해하는 데 도움되는 습관이 몸에 배어, 독자 여러분의 안전한 진료에 조금이나마 도움이 되기를 기원합니다.

마지막으로 임상에 대한 끊임없는 열정으로 좋은 책을 집필한 저자인 야마우치 겐스케 교수와 일러스트를 맡아준 고야마 선생에게 감사의 마음을 보냅니다. 또한 이 책의 출판을 흔쾌히 승낙해 주고 많은 협조와 도움을 준 대한나래출판사 최용원 사장님과 관계자 여러분에게도 감사의 마음을 전합니다.

2020년 7월

감역자 김 철 환

목차
Contents

일러스트로 배우는
난발치 공략 테크닉

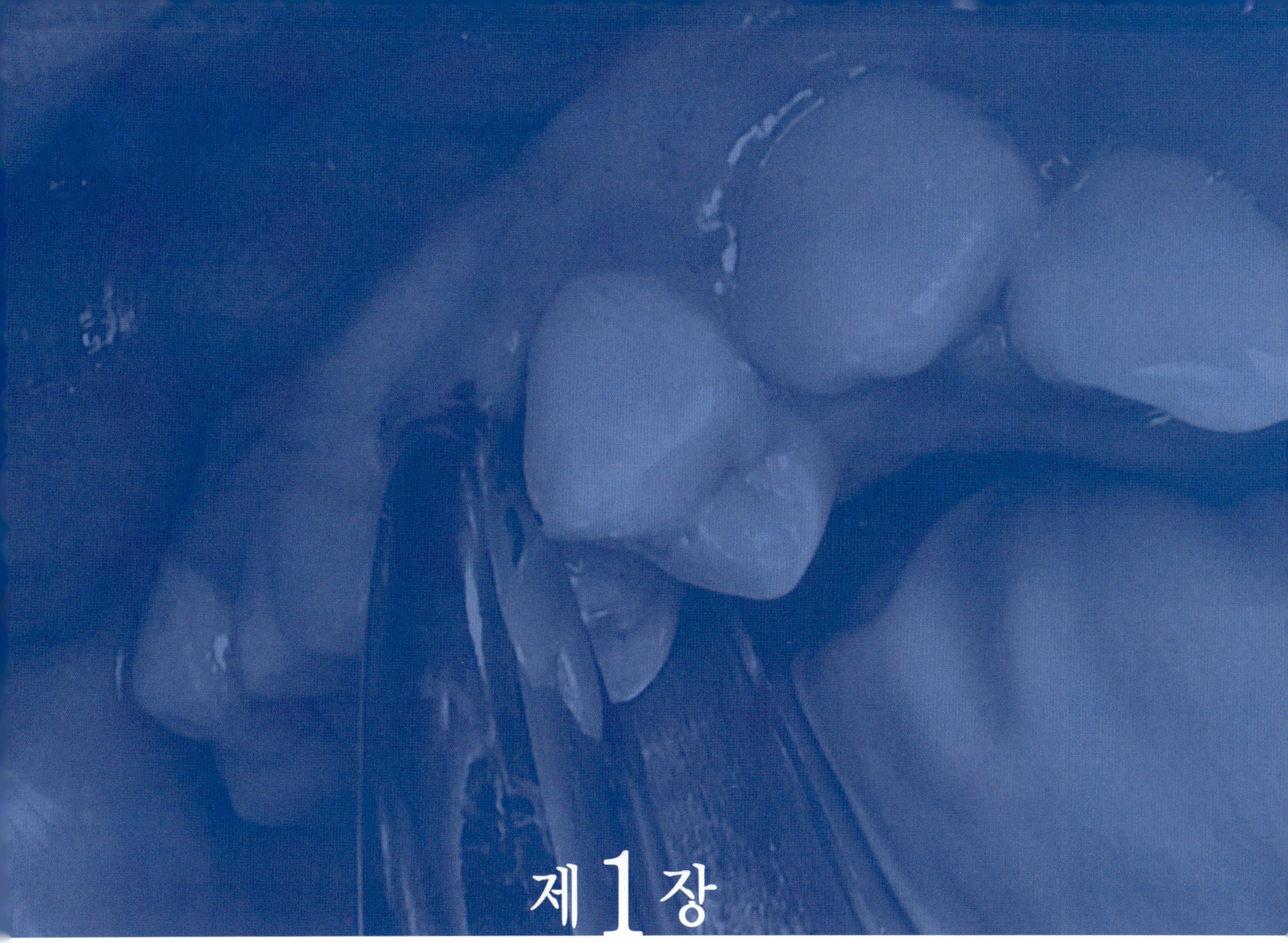

제 1 장

'치아가 발치되지 않는' 상황을 초래하는 네 가지 원인

발치의 난이도에는 많은 요소가 얽혀 있다

발치라는 글자를 살펴보면 '뽑을 발(拔), 이 치(齒)'이므로 처음에는 이를 잡아당겨서 뽑는 것을 상상한 분들도 많을 것이다. 그러나 치아는 잡아당긴다고 해서 빠지는 것이 아니라 크게 흔들어 치조골에서 치아를 탈구시키는 것이다. 그리고 이와 같은 방법으로 쉽게 빠질 때도 있지만 좀처럼 빠지지 않을 때도 있다. 똑같이 '발치'라고 말하지만 그 난이도에는 많은 요소가 얽혀 있으므로 안정된 발치 테크닉을 습득하기 위해서는 경험과 수술 전과 중의 판단이 중요하다.

'치아가 발치되지 않는' 데에는 다양한 원인이 있다.

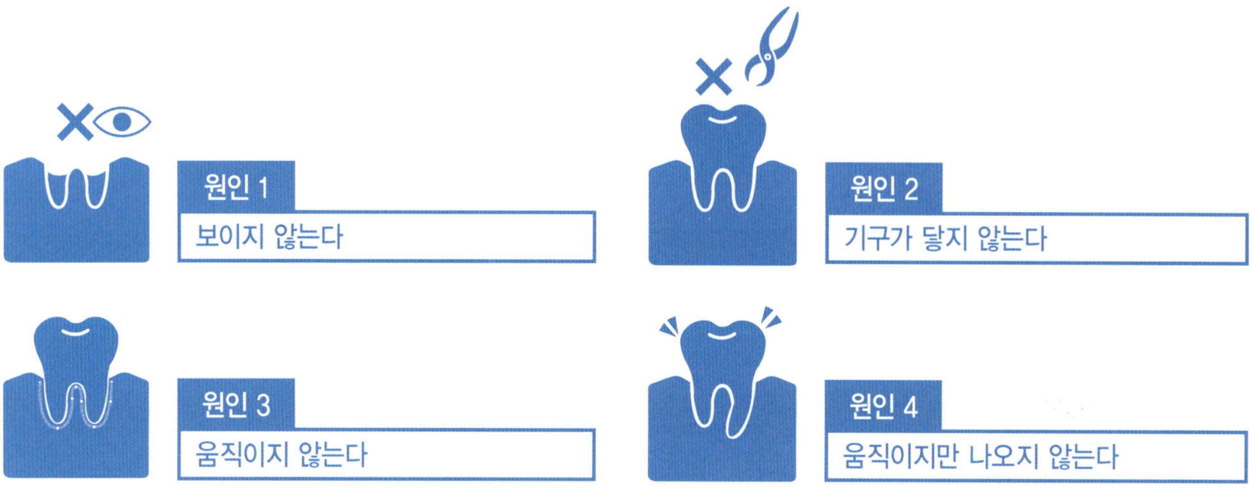

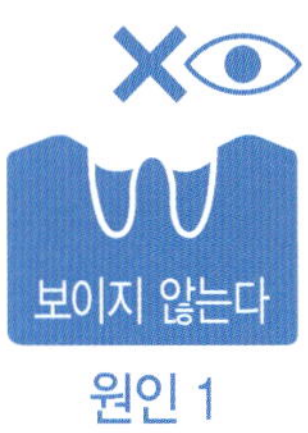

'보이지 않는 것'에 대한 대책

☞ 혈액을 제거하고 빛을 쪼인다

치아를 뺄 때 발치할 치아의 치질이나 파절되고 남은 치근이 '보이지 않는' 경우가 종종 있다. '보이지 않는' 것에 대한 기본적인 대응은 혈액을 완전히 흡수하여 제거하고 빛을 쪼이는 것이다. 따라서 일반적인 집진기(vacuum)보다 끝이 가는 외과용 흡인관을 준비하고 빛을 쪼인다. 술자의 머리가 유닛의 빛을 막으면 헤드라이트를 장착한다.

☞ 방해되는 주위 연조직은 피판으로 들어올린다

그 이외의 '보이지 않는' 상황은 주위 연조직이 방해하고 있는 경우다. 불량 육아조직을 제거하고, 치은이 덮여 있으면 주저 없이 절개하여 피판(flap)을 들어올린다. 치은판을 만들고 뼈와 치질을 드러내어 발치하는 것이 결과적으로 바람직한 발치가 되는 경우도 종종 있다. 반대로, 보이지 않는 환경에서 기구를 조작하는 것은 주위 조직을 손상시킬 수 있으므로 피해야 한다.

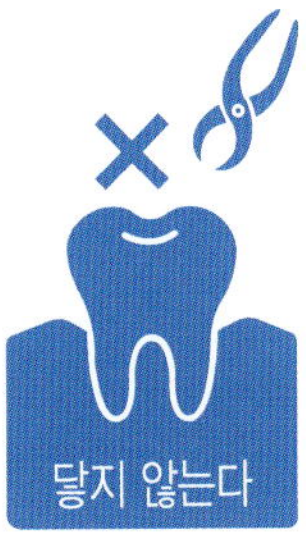

원인 2

'기구가 닿지 않는 것'에 대한 대책

☞ 탐침(probe)이나 손잡이가 긴 골막박리자를 사용한다

기구가 닿지 않는 상황은 특히 치근첨부 파절에서 일어난다. 만곡된 치근의 치근첨이 남아 있는 경우는 그 치근첨의 치질과 뼈의 사이, 즉 치근막에 기구를 넣어야 한다. 이 경우는 루트 팁 피커(root tip picker)가 필요한데 그 사이에 잘 들어가지 않아서 닿지 않는 경우는 탐침이나 손잡이가 긴 골막박리자를 사용하는 등의 연구가 필요하다. 반대측으로 접근하면 쉽게 발치되는 경우도 있지만, 닿지 않는 곳에 무리하게 힘을 가하면 예기치 못한 조직 변형 등 더욱 곤란한 상황이 생기므로 전문기관 소개 등의 다른 방법들도 검토해 보아야 한다.

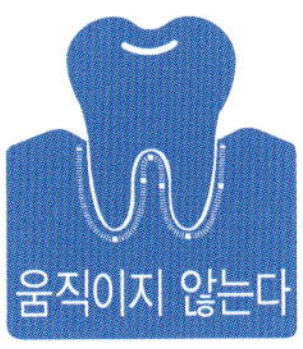

원인 3

'움직이지 않는 것'에 대한 대책

☞ 문진이나 방사선영상을 통한 수술 전 평가가 중요

발치하고자 하는 치아가 움직이지 않는 원인으로 '유착'을 생각할 수 있다. 특히 고령자의 경우 치주인대강(periodontal ligament space)이 좁아져 치질과 뼈의 경계를 알 수 없게 된 경우가 있다. 또한 과거에 치아 이식을 한 적이 있는 치아는 유착되는 경우가 있어 예상하지 못한 어려운 발치가 되기도 한다. 따라서 환자의 배경, 병력 청취 등 수술 전 평가가 중요하다.

그 밖에 치근의 수가 예상보다 많은 것, 치근의 형태가 복잡한 것도 원인으로 들 수 있다. 수술 전의 방사선영상에서 치근이 명료하게 보이는지도 수술 전 진단으로서 잊지 않도록 한다.

유착에 대한 대응은 치주인대(periodontal ligament, 치근막)에 해당하는 부위의 뼈를 피셔 버(fissure bur) 등으로 삭제(grinding)하여 발치기자가 들어갈 공간을 만들어 탈구시키는 것인데, 발치기자(elevator)를 넣는 반대측의 뼈도 확실히 삭제(grinding)해 두어야 한다. 치근 분할을 너무 많이 하는 것보다 주위골을 삭제하여 치아를 한 덩어리로 발치하는 것이 좋은 경우가 많다(제3장 참조).

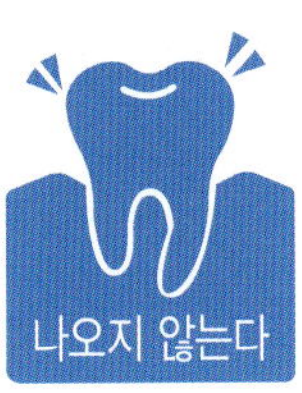

원인 4

'움직이지만 나오지 않는 것'에 대한 대책

☞ 치근 분할이 제1선택지

탈구되어 치아가 움직이지만 발치가 안 되는 경우는 누구나 경험하는 일이다. 그 원인으로서는 치근비대, 치근만곡, 골삭제 부족, 복수 치근에서 치근의 벌어짐 등 치근 형태에 영향을 받는 경우가 많다. 무리하게 힘을 가하면 치근이 파절되어 치근첨이 발치와(extraction socket)의 깊은 부분에 남는 경우가 있다. 치근비대의 경우는 아무리 힘을 가해도 빠져나오지 않고 겸자로 쥔 부분의 치질이 깨지는 경우도 있다. 또한 이러한 조작을 반복하는 것은 환자의 턱이나 목에 부담이 되기도 한다. 주위 골을 깎아내는 것도 하나의 방법이지만 간섭 부위를 선택적으로 깎아내는 것은 어렵다. 이 경우는 치근 분할이 첫 번째 선택이 된다. 발치할 치아를 작게 하여 뽑으면 발치와의 침습을 최소화할 수 있지만, 분할한 치질이나 치아 조각의 잔유물에 주의해야 한다.

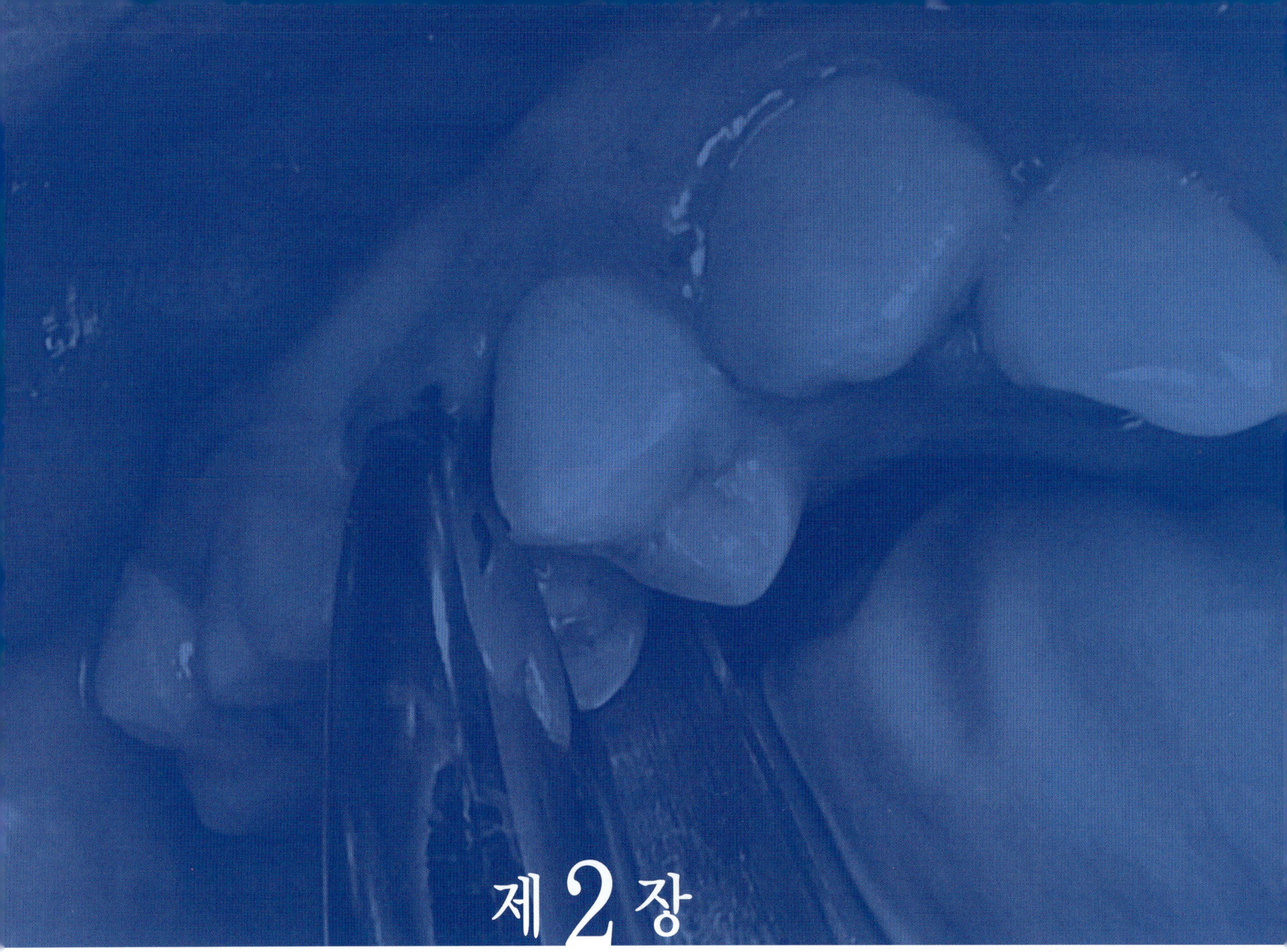

제 2 장

발치에 사용하는 기구의 원리와 절개, 봉합

1. 일반적인 발치의 기구 사용 방법

1 발치기자(elevator)를 효과적으로 사용하기 위해

발치기자의 힘이 효과적으로 치아에 전해지고 있는지를 감지하며 조작한다

발치기자는 치주인대강에 삽입하여 치아를 탈구시키는 기구인데 #1~5까지의 크기와 곡선·직선 형태가 있다. 발치할 치아의 크기나 부위에 따라 적절한 것을 선택하는데, #3 또는 #4의 크기가 일반적이며, 힘을 가하고자 하는 방향을 제어(control)하기 쉬운 것은 직선 형태다(그림 2-1~2-4).

운동의 방향으로서는 회전, 경사가 주요하며 원칙적으로 지렛대의 원리는 이용하지 않는다. 발치기자는 끝이 날카로워서 거칠게 조작하면 치은연이나 치조골이 손상될 수 있으므로 여러 번 회전시키거나 강한 힘으로 꽉 누르는 것은 피해야 한다. 발치기자가 미끄러져 볼·혀·구개·인두점막을 손상시키는 일이 있으므로 발치기자를 삽입할 때는 반대측 손가락을 발치기자 끝에 있는 점막에 대고 다른 손가락을 그 치아의 설측에 대어, 발치기자의 힘이 치아에 잘 전해지고 있는지 감지하면서 조작하는 것이 좋다(그림 2-A).

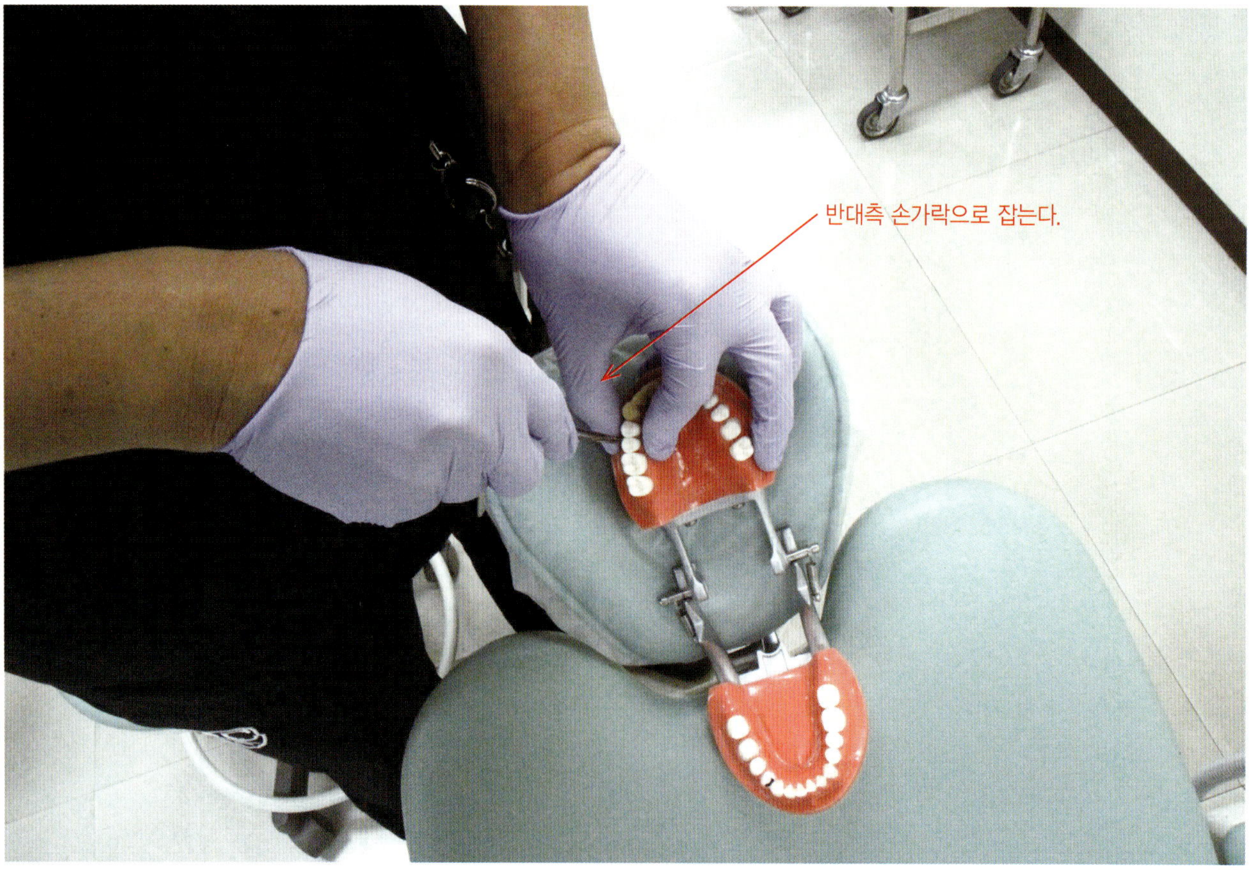

발치기자를 걸 때는 반대측 손가락으로 잡는다. 협측의 손가락은 발치기자가 미끄러졌을 때의 안전을 위한 역할을, 설측(구개)의 손가락은 발치기자의 힘이 치아에 전달되고 있는지를 느끼는 센서로서의 역할을 한다. 그림 2-A

발치기자의 효과적인 사용 방법

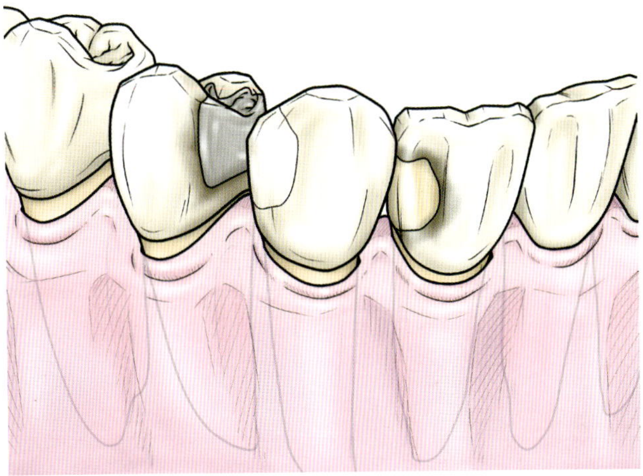

그림 2-1

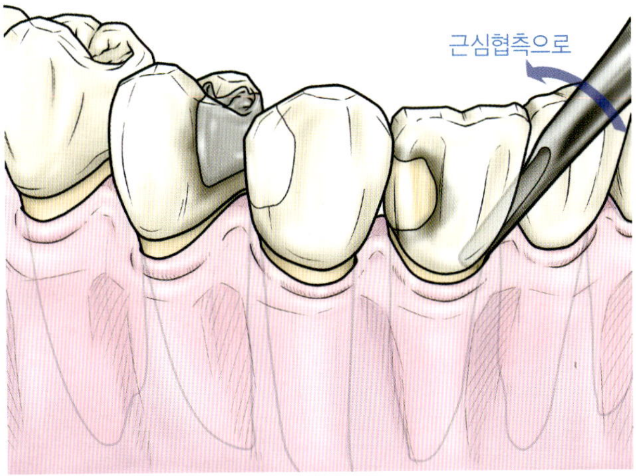

그림 2-2

일반적인 발치의 원칙은 근심협측에 발치기자를 삽입하여 탈구 조작을 하는 것이다.

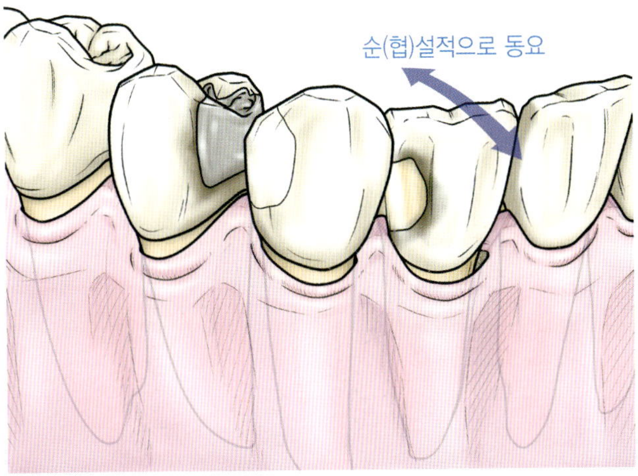

그림 2-3

순(협)설적인 동요가 확실히 되고 있는지를 확인한다.

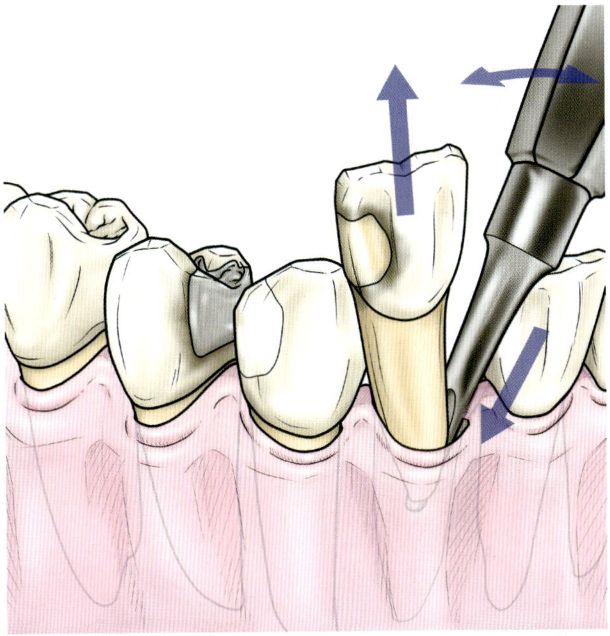

그림 2-4

단근치의 경우 동요를 확인한 후 서서히 발치기자를 깊이 넣으면 치아가 위쪽으로 탈구되어 발치할 수 있게 된다.

2 겸자(forceps)를 효과적으로 사용하기 위해

적당히 크게 흔들면서 천천히 힘을 가한다

겸자는 치경부에 대어 치아를 전체적으로 협설측으로 흔들어 탈구하는 기구다(그림 2-5~2-7). 쥐는 법으로서는 바로 쥐기와 거꾸로 쥐기가 있는데, 기본적으로는 힘을 잘 쓸 수 있는 방향으로 쥐면서 겨드랑이가 벌어지지 않도록 팔을 위치시키는 것이 좋다(그림 2-B). 치아를 잡은 후에는 충분한 악력으로 쥐어 치아와 발치겸자가 한 덩어리가 되는 것 같은 느낌이 필요하다.

하악 소구치와 같이 단근이면서 치근 형태가 원추형인 치아에서는 협설적인 운동이 아니라 치아의 장축을 축으로 한 회전운동이 효과적이다(그림 2-8~2-10). 치아를 겸자로 잡은 후에는 겸자를 찔름찔름 여러 번 움직이는 것이 아니라, 어느 정도 크게 흔들면서 천천히 힘을 가하는 것이 좋다. 특히 상악의 겸자 발치에서는 치조골을 벌리면서 빼는 것 같은 느낌으로 천천히 큰 힘으로 조작한다. 하악의 경우는 피질골이 많아 상악처럼 연하지 않으므로, 크고 느린 움직임으로도 치조골이 벌어지는 느낌을 얻기 힘들다. 그리고 하악골이 움직이므로 겸자의 조작이 악관절을 포함한 턱의 부담을 키우는 일이 있으므로 주의가 필요하다.

겸자를 쥔 손에 따른 차이

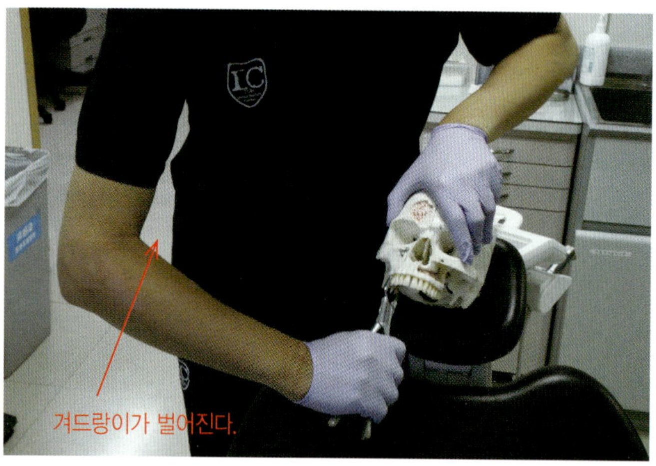

바로 쥐기의 경우: 힘을 가하기에 불안정

그림 2-B는 바로 쥐었을 때인데 겨드랑이가 벌어져 힘을 가하기에 불안정해진다.

그림 2-B

반대로 쥐기의 경우: 힘을 가하기 쉬움

그림 2-C처럼 반대로 쥐는 경우 겨드랑이가 닫혀 협설측으로 겸자를 움직이는 데 힘을 가하기 쉽다.

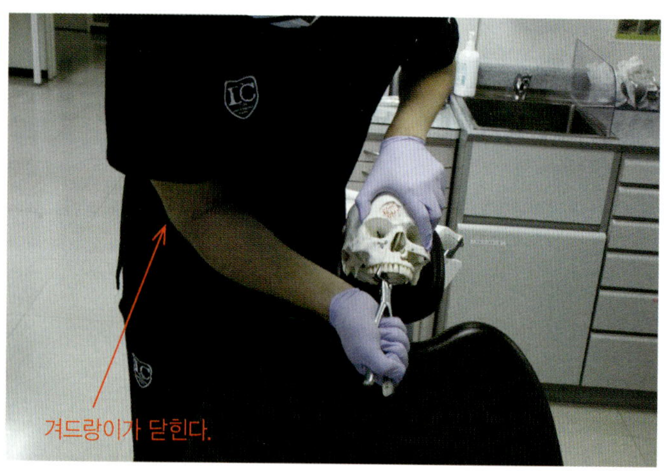

그림 2-C

겸자의 효과적인 사용 방법: 하악 구치의 경우

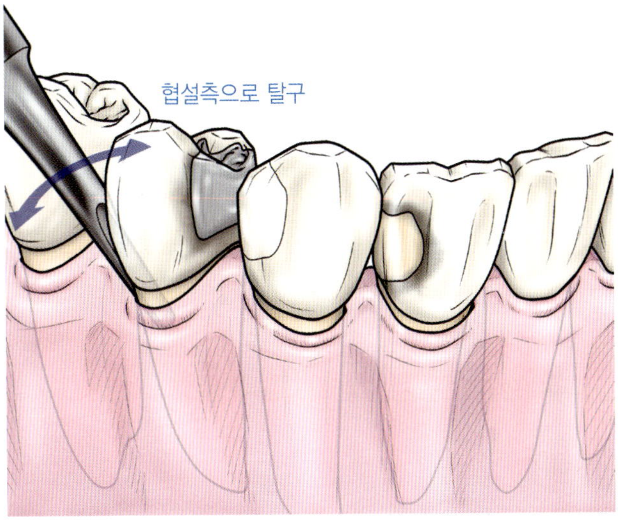

그림 2-5

발치기자로 탈구 조작을 실시한다.

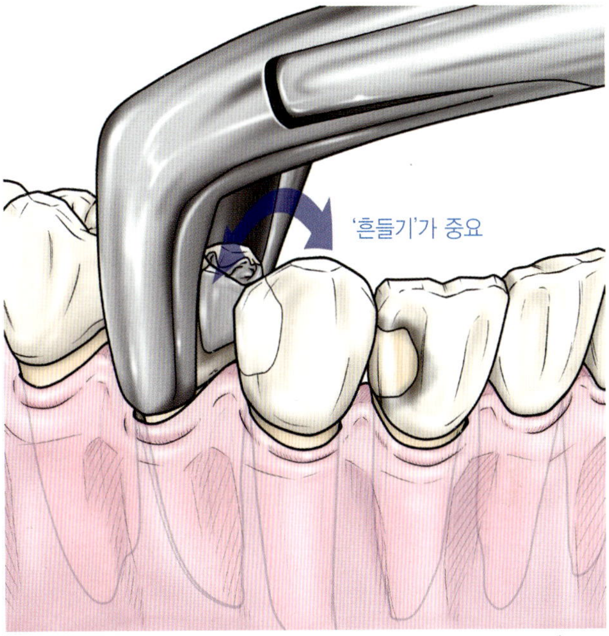

그림 2-6

그 후 겸자를 사용하여 '흔들기' 조작으로 탈구를 실시한다.

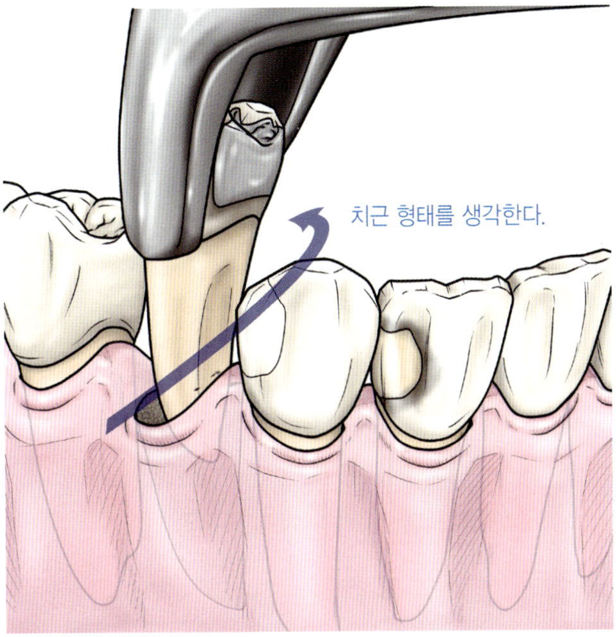

그림 2-7

탈구 조작이 완료되었으면 치근의 형태를 생각하면서 발치한다.

하악 소구치: 단근이며 원추형인 치근의 경우

하악 소구치의 경우, 치근 형태가 원추형의 단근이므로 이 치아만 회전 조작으로 탈구·발치할 수 있다.

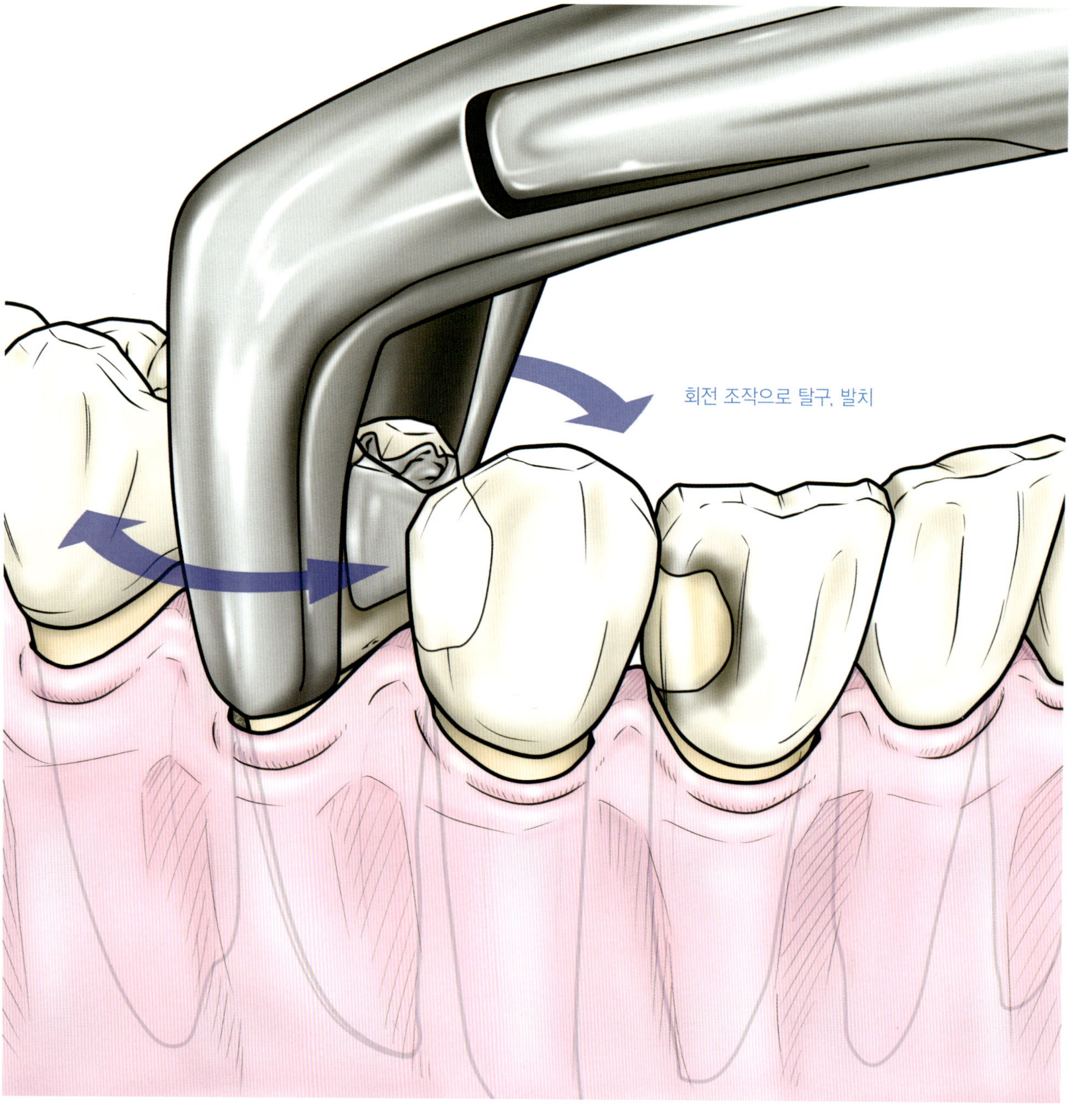

그림 2-8

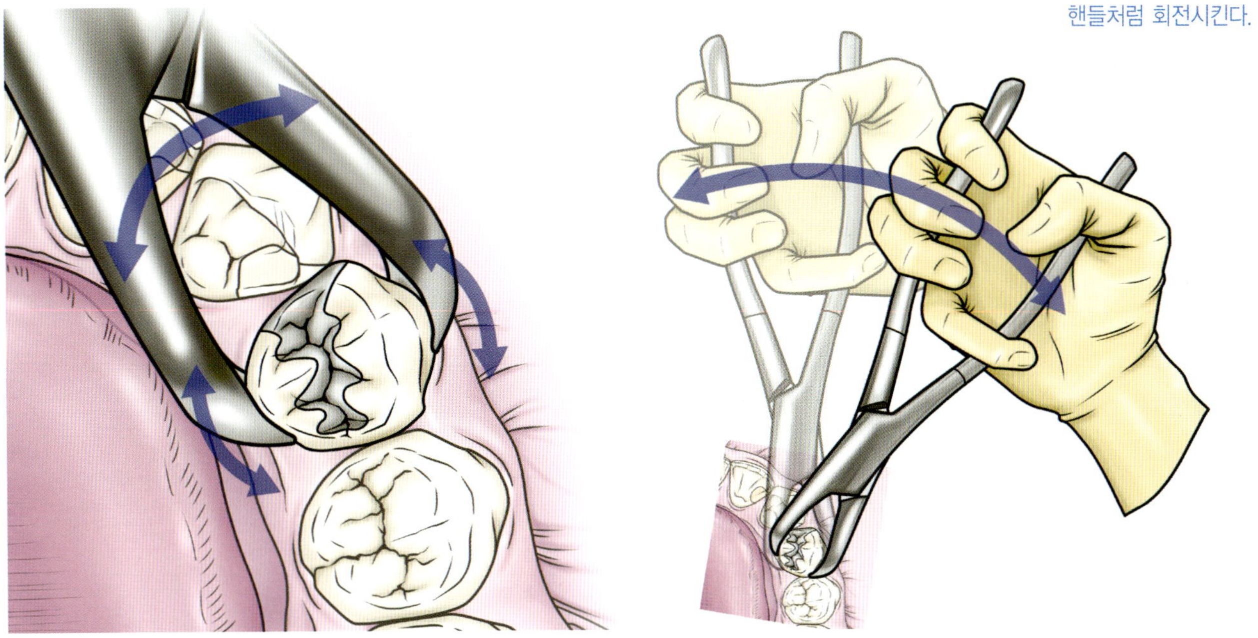

그림 2-9

겸자로 강하게 잡고 치아의 치축을 회전 중심으로 하여 핸들처럼 회전시키면 탈구·발치가 쉬워진다.

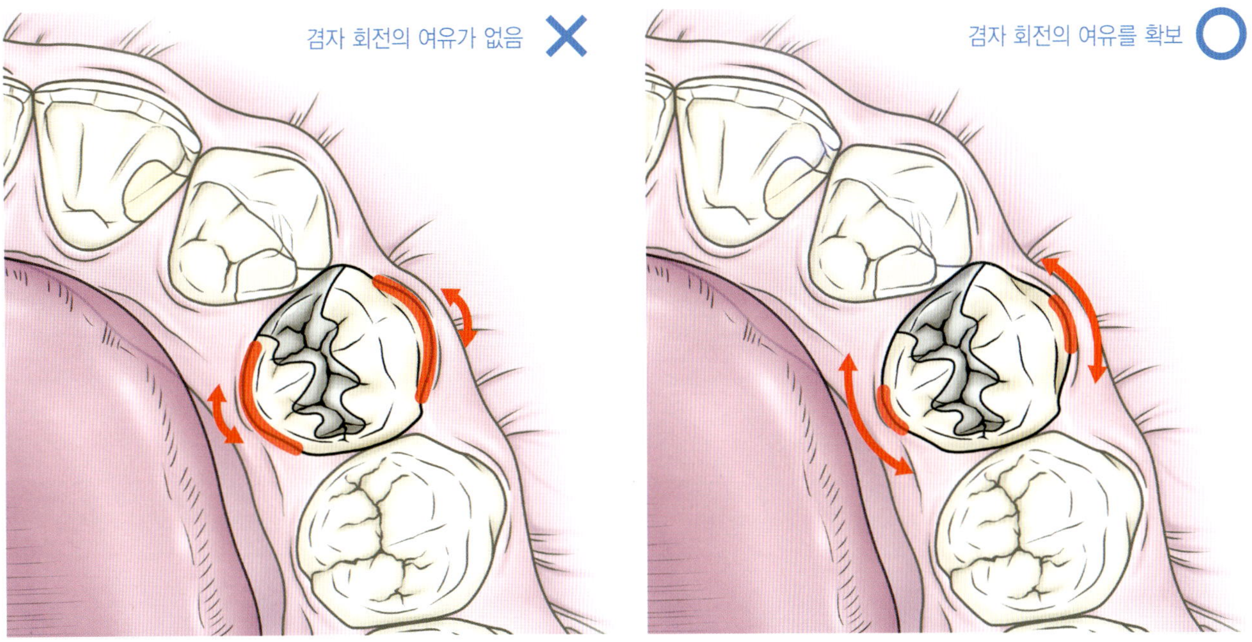

그림 2-10

회전 조작의 경우 일반적인 소구치 겸자(왼쪽)는 회전할 여유가 없으므로 잔근겸자(오른쪽)를 사용하여 회전할 여유를 얻는 것이 중요하다. 이것은 염전치(twisted tooth)나 경사치(inclined tooth)의 발치에서도 마찬가지다.

2. 절개와 봉합 '자르고 꿰매는' 것이 외과의 기본이다

1 자르다

얼마나 깔끔하게 자르는지가 포인트

창상 부위를 깔끔하게 하려면 봉합을 잘해야 한다고 생각하는 술자도 있지만, 초보 의사 중 '자르는 것이 모든 것의 전제'라는 것을 알고 있는 사람은 적을 것이다. 지저분한 상처를 아무리 깨끗하게 봉합해도 깔끔한 창상이 되지는 않는다. 창상을 깨끗했던 원래의 상태로 되돌리는 것이 가장 좋은 방법이라고 하면, 창상 부위가 눈에 띄지 않게 하기 위해서는 절개가 중요하다.

발치 관련 절개에서 '좋은 절개'란, 절개 부위가 부착치은인 경우가 많으므로 골막까지의 전층 절개를 단 한 번의 절개로 끝내는 것이다. '나쁜 절개'란 절개부에 수술칼을 여러 번 넣거나 적절한 깊이까지 도달하지 못하는 것, 또한 톱질하듯이 여러 번 위·아래로 움직이면서 자르는 것이다(그림 2-11~2-13).

그리고 수술칼의 각도도 중요한데, 점막으로부터 골면에 대해 직각으로 넣는 것이 좋으며 각도가 있는 절개는 봉합 시에 점막이 어긋나거나 예각으로 잘린 점막 끝에서 혈액장애가 생겨 괴사하는 경우가 있다(그림 2-14, 2-15). 이러한 원칙을 염두에 두고 절개하는 것이 좋은 봉합이 되며, 또한 창상이 잘 치료되어 결과적으로 깨끗한 창상이 된다.

좋은 절개/나쁜 절개

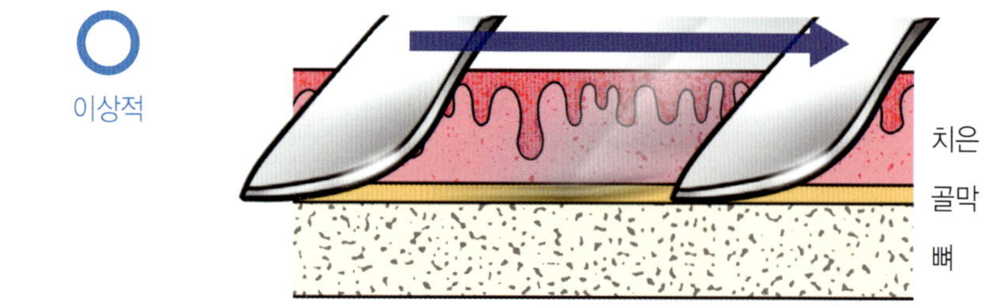

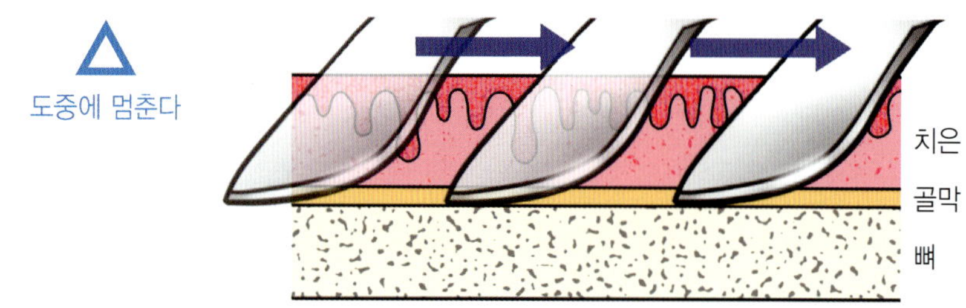

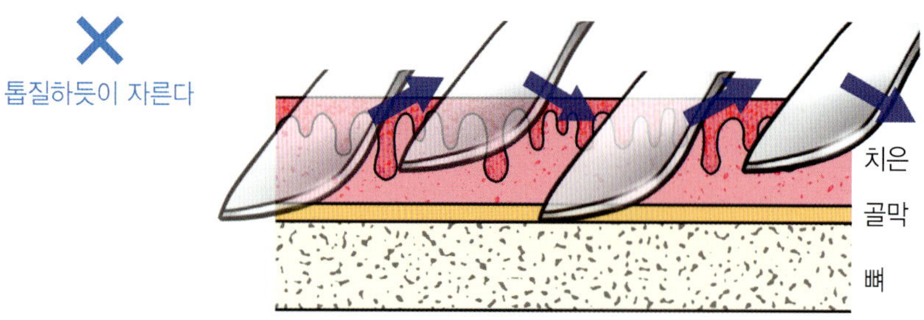

수술칼의 움직임

부착치은에서 수술칼의 움직임. 이상적인 것은 골막까지의 모든 층을 한 번에 자르는 것이며 수술칼을 넣는 횟수가 많거나 깊이가 불충분하면 조직의 손상이 커진다.

그림 2-11

절개의 깊이, 횟수

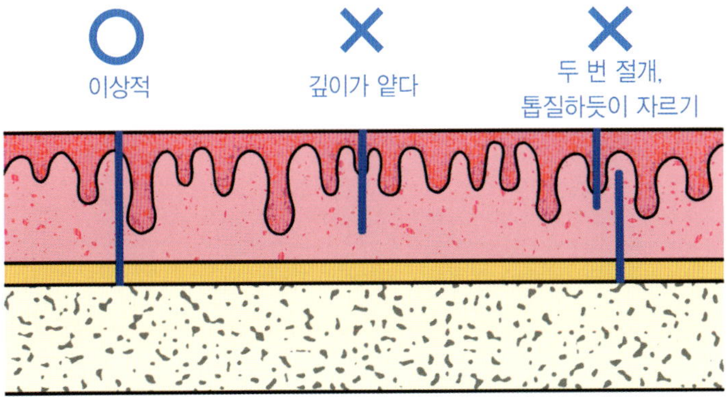

절개부의 단면도. 깊이가 얕으면 박리할 때 으스러지며, 절개의 횟수가 많아지면 절단면의 조직에 혈류장애가 일어나 괴사된다.

그림 2-12

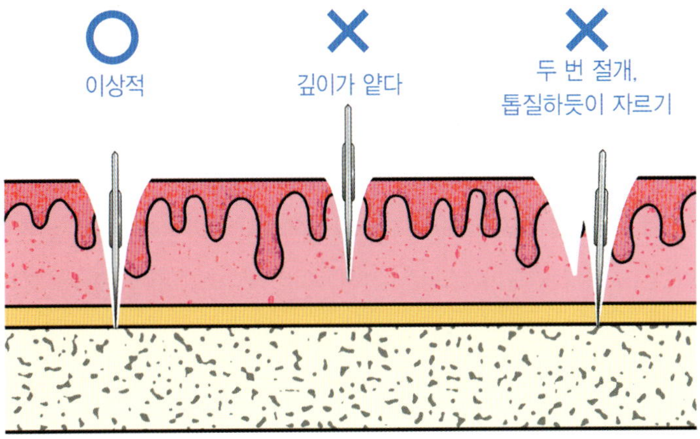

두 번 자르기나 톱질하듯이 자르면 점막의 단면이 균일하지 않고 조직 내에서 혈류가 나쁜 부분이 생기기 쉬우므로 괴사가 생기기 쉽다.

그림 2-13

수술칼의 각도

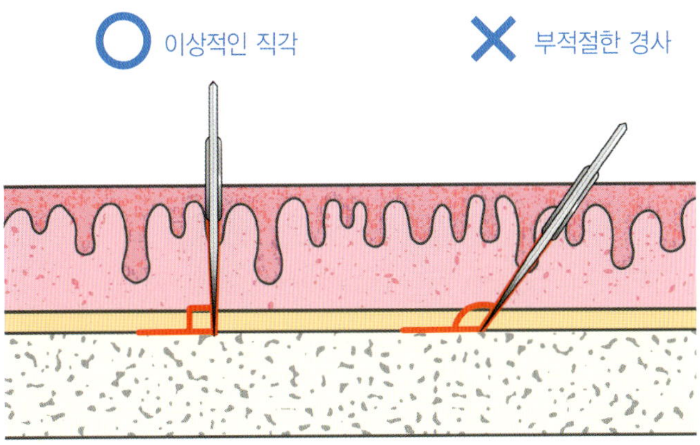

수술칼의 각도. 골면에 대하여 직각이 이상적이며 칼이 기울어질수록 치은연의 일부에 혈류장애에 의한 괴사가 생긴다.

그림 2-14

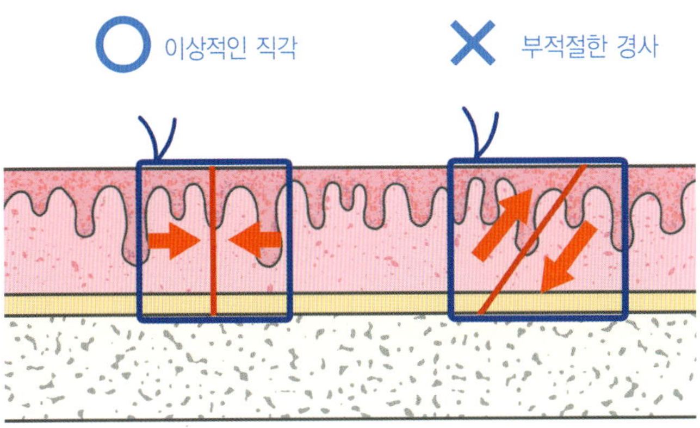

칼의 각도가 직각이면 봉합으로 결찰했을 때 창상면이 잘 맞지만, 칼이 기울어질수록 결찰했을 때 틈이 생기기 쉽다.

그림 2-15

2 꿰맨다 자입에서 결찰까지의 요령

꿰매는 것에는 운침(the handling of a needle)과 결찰(tie)의 두 가지가 있다.

운침은 봉합침을 점막에 대해 직각으로 넣고 반대측 점막에도 같은 깊이로 자입하여 직각으로 점막에서 빼내는 조작이다(그림 2-16~2-19). 발치에서는 치간유두와 치조정의 봉합이 많으므로 운침이 곤란한 경우는 거의 없다.

① 봉합침을 넣는 조작

지침기의 장축과 절개선이 평행 관계이면 운침은 쉽다(그림 2-20). 단, 절개선과 지침기의 장축이 평행 관계가 되지 않을 때는 봉합침을 쥐는 각도를 수정하면 운침이 쉬워지는 경우가 있다. 발치에서 운침이 어려운 상황이라면 하악 매복지치의 발치에서 실시하는 세로 절개 부위의 봉합을 들 수 있는데, 이것은 구강외과 수련의가 처음으로 어려움을 느끼는 것 중 하나이다(제5장 참조).

② 결찰

결찰에는 손으로 실시하는 방법과 지침기를 사용하는 방법이 있다. 그중 자신에게 편한 방법으로 하면 되는데, 어떠한 방법으로 하든 헐겁지 않게 적절한 힘으로 결찰하는 것이 중요하다. 헐겁지 않게 하려는 마음만으로 세게 묶으면 창상은 폐쇄되지만, 너무 세게 조이면 혈류장애가 일어나 결과적으로 괴사되어 창상이 벌어지게 된다. 창상이 벌어지는 원인에는 이러한 부적절한 결찰도 포함되어 있다.

헐겁지 않게 봉합하기 위해서 제1결찰과 제2결찰 사이의 조작에서 실을 조인 채 실시한다(그림 2-21). 역설적으로 느낄지 모르겠지만 제1결찰과 제2결찰 사이에 실을 당기면 제1결찰이 헐거워지므로 제2결찰을 할 때 실을 잡아당기지 않도록 주의해야 한다(그림 2-22). 손으로 하든, 지침기로 하든 조작이 능숙하지 않으면 무의식적으로 실을 잡아당기는 경우가 많아 봉합 시 헐거워진다. 특히 구강 내의 봉합은 입이라는 한정된 영역 안에서 이루어지므로 손의 조작이 원활하게 되어야 한다.

그것을 연습하기 위해서 종이컵에 나무젓가락을 찔러 넣고, 그 나무젓가락에 실을 꿰어 종이컵 안에서 결찰하는 방법이 효과적이다(그림 2-23).

운침의 기본 ①:
점막에 직각으로 넣고 직각으로 빼낸다

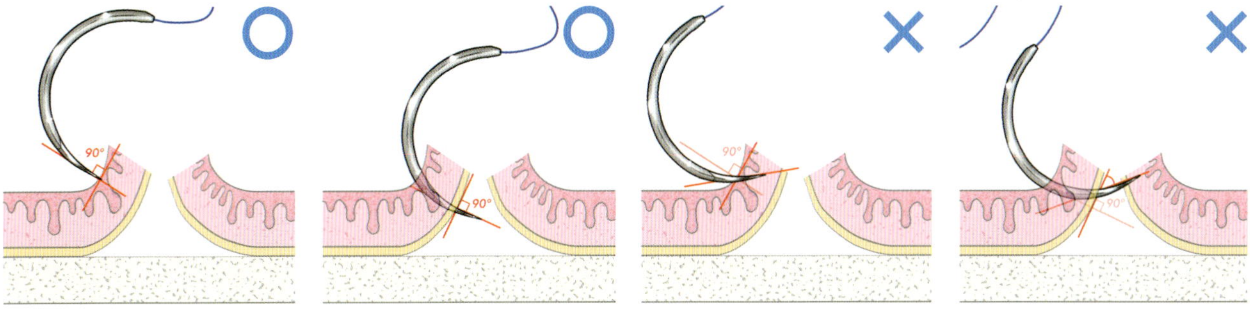

그림 2-16 그림 2-17 그림 2-18 그림 2-19

운침의 기본 ②:
창상의 방향성과 지침기·봉합침 각도의 관계

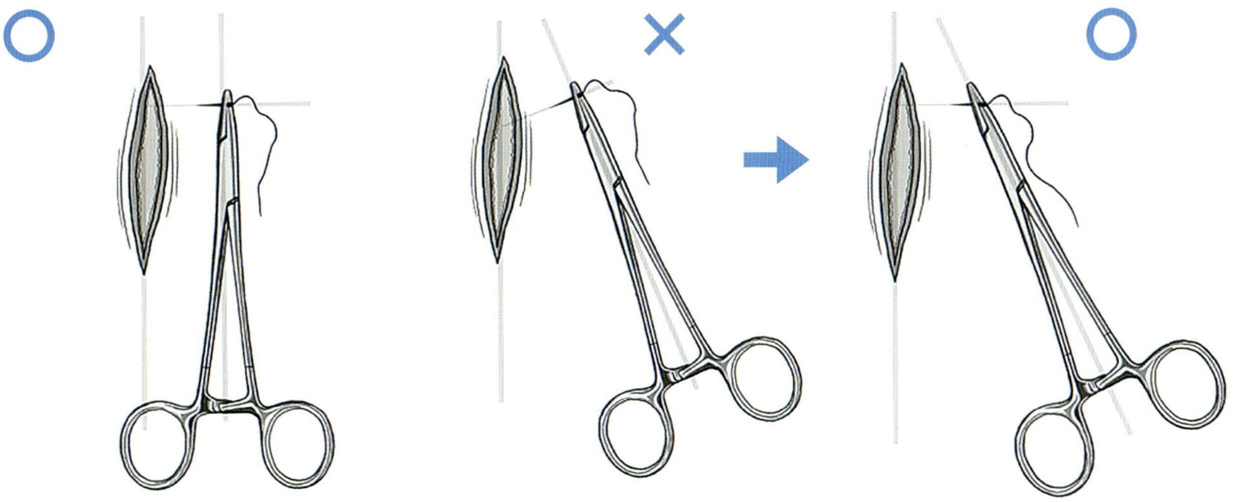

운침이 쉽다.

평행이 되지 않을 때는 봉합침을 쥐는 각도를 수정한다.

그림 2-20

결찰의 기본 ②:

헐겁지 않은 봉합 ○

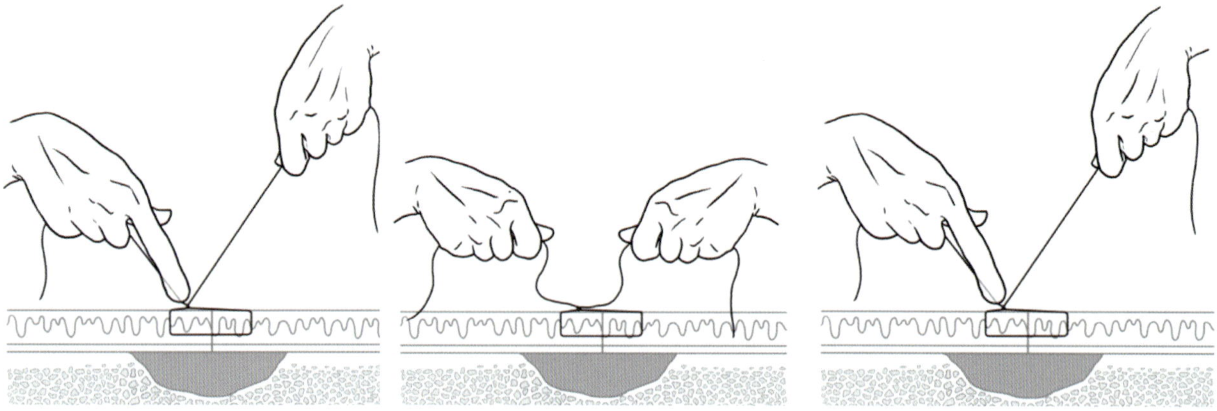

제1결찰과 제2결찰 사이에 실을 팽팽하게 당기지 않은 상태에서 제2결찰을 한다.

그림 2-21

헐거운 봉합 ✕

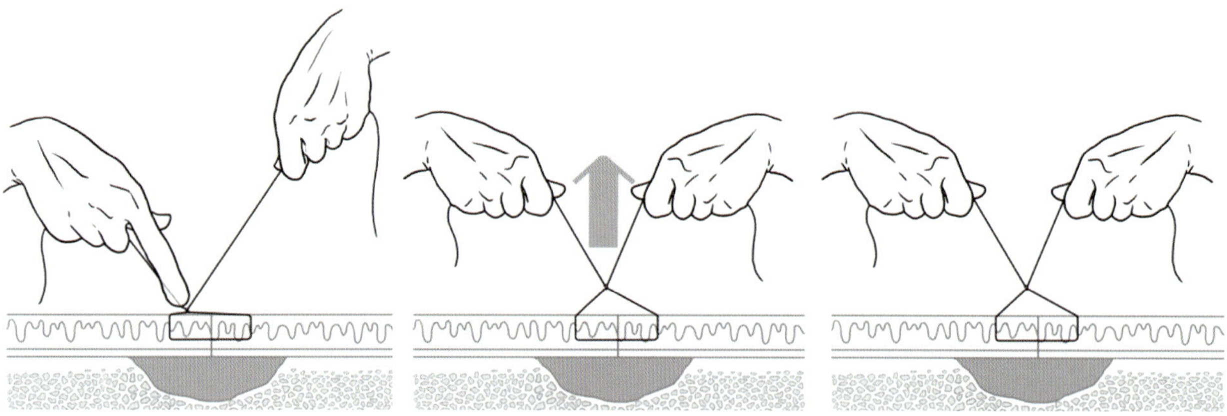

제1결찰과 제2결찰 사이에 위로 잡아당기면 '헐거움'이 생긴다.

그림 2-22

칼럼(Column)

구강 내를 상정한 결찰 연습법

젓가락의 위치를 깊게, 그리고 종이컵은 고정하지 않고 연습하는 것이 가장 어려운데, 처음에는 젓가락의 위치를 얕게 하고 종이컵 바닥을 테이프 등으로 고정하여 실시하면 연습하기 쉽다(그림 2-23, 2-24). 또한, 실을 조일 때 잘 조여지지 않거나, 조이면 실이 끊어지는 상황이 발생한다. 이것은 결찰할 때 실을 당기는 방향이 부적절한 경우에 일어나는 것이므로, 손의 움직임이 올바른지 아닌지는 두꺼운 끈이나 줄로 확인해 보는 것이 중요하다(그림 2-25, 2-26).

준비물: 종이컵, 젓가락, 실(연줄도 좋다)　난이도의 조정: 종이컵의 고정 상태, 젓가락의 높이

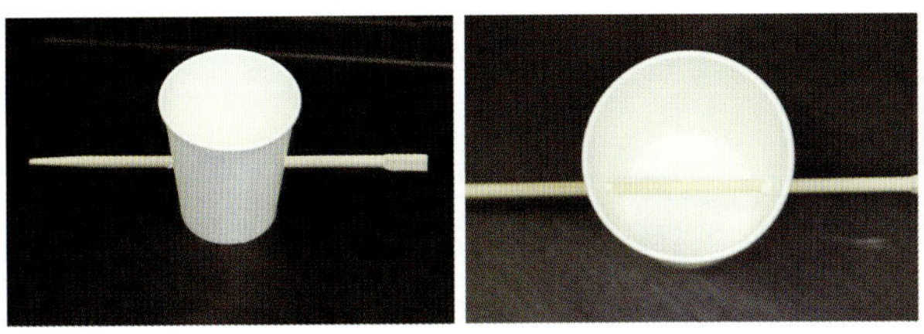

그림 2-23

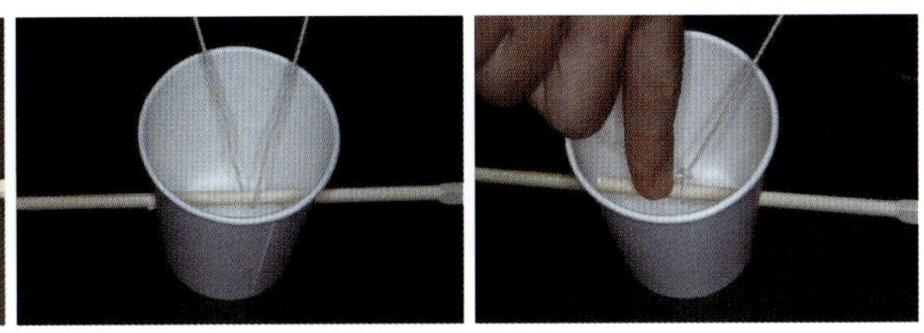

그림 2-24

주의점: 결찰할 때는 검지로 실끼리 수평(180°)이 되도록 조인다. 결찰과 결찰 사이에 종이컵이 많이 움직이지 않도록 실을 조작한다.

○　실을 당기는 방향　×

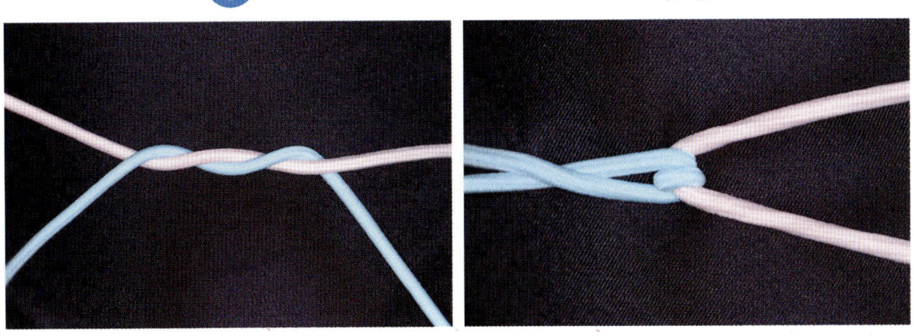

왼쪽이 올바른 방향이며, 오른쪽처럼 되면 실은 끊어진다.

그림 2-25

○　외과매듭의 결찰　×

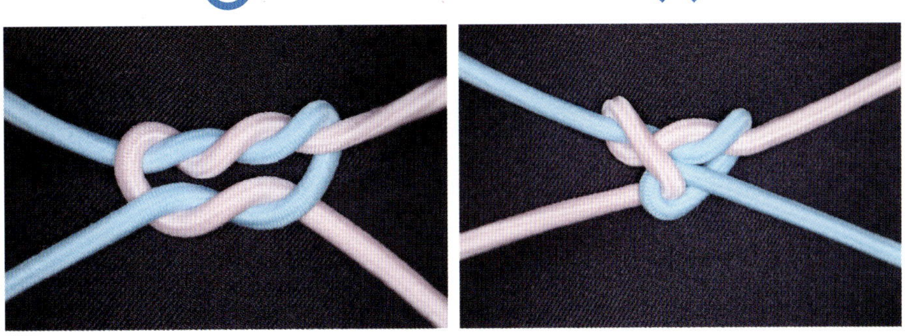

왼쪽과 같은 상태가 올바른 것인데, 실을 쥐는 방법과 당기는 방법이 잘못되면 오른쪽처럼 된다. 결찰이 잘못되면 봉합이 헐거워지거나 실이 끊어진다.

그림 2-26

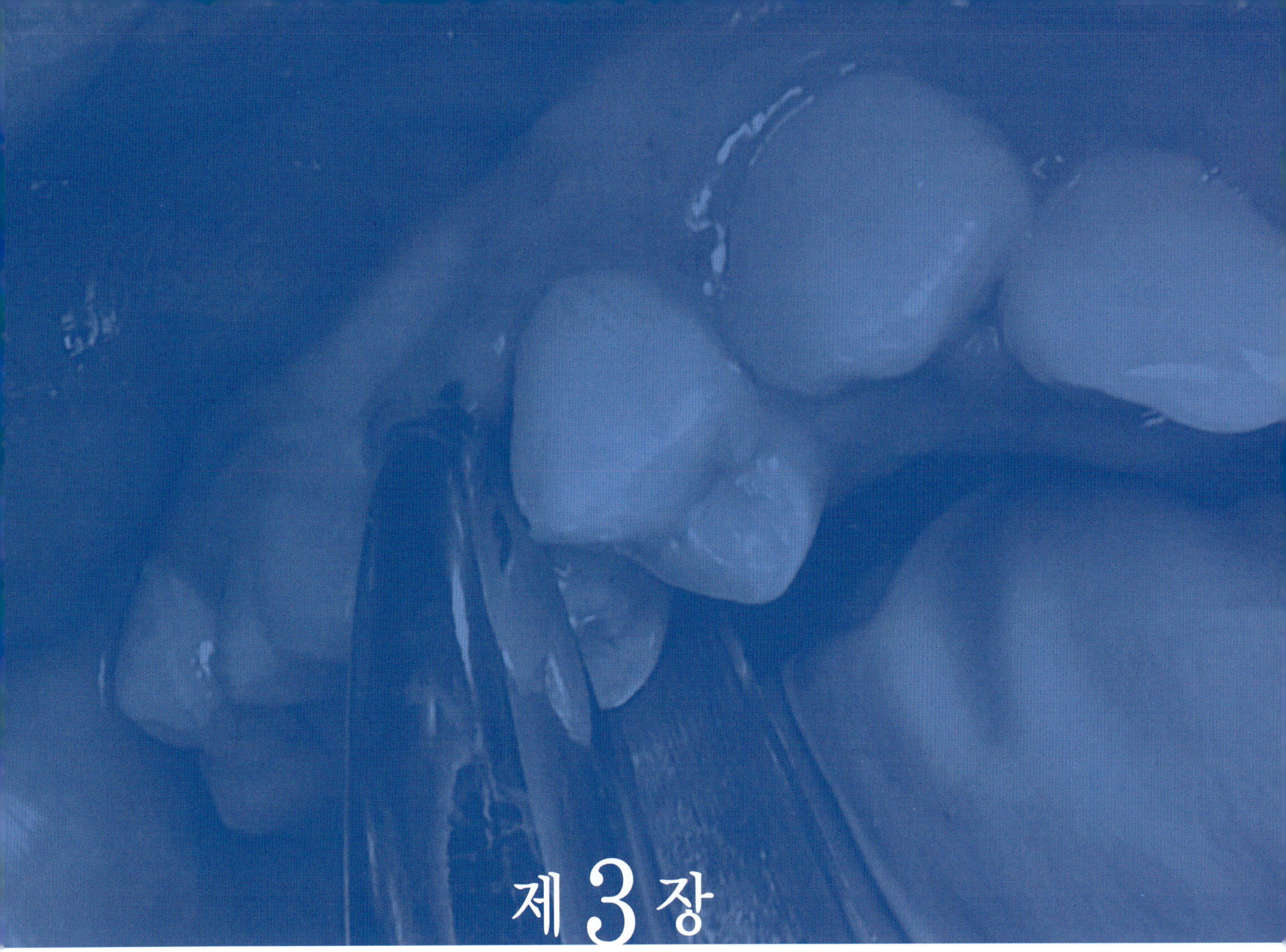

제 3 장

발치의 기본과 난발치

1. 발치의 기본 조작

발치에 대해서는 치주인대강(periodontal ligament space)에 발치기자(elevator)를 삽입하여 탈구하고 겸자로 발치하는 기본 조작이 이미 많은 교과서나 수술서에서 기술되어 있다. 그 기본 조작으로 실시하는 것이 전제이지만, 치아의 상태나 주위골과의 관계에 따라 증례별로 대응해야 하는 것이 현실이다.

기본 1

"발치기자는 근심협측우각에 넣는다."는 진짜일까?

☞ 효과적으로 힘을 받을 수 있는 곳에 발치기자를 넣는다.

거의 모든 치과의사가 '발치기자는 근심협측우각에 넣는 것'을 기본이라 생각하고 있다. 이것은 여러 교과서나 선배 치과의사에게 배운 것이며, 치관 부분이 남아 있는 치아에서는 기본적인 조작인 것도 사실이다. 그러나 잔근 상태가 된 치아나 근심측 치질이 붕괴된 치아에서는 발치기자를 넣고 싶어도 넣을 수 없는 경우가 많다.

☞ 발치기자가 닿을 수 있다면 어디에서 삽입해도 좋다.

근심협측우각에 삽입하는 이유는 단지 그 부분이 가장 접근하기 쉽기 때문이며, 꼭 그래야 한다는 것은 아니다. 예를 들면, 근심측이 심각한 우식으로 깨져 있는 경우는 치질이 남아 있는 원심협측우각에 넣어도 좋고, 발치기자가 닿기만 한다면 설측이나 구개측에 삽입해도 좋다. 어디까지나 발치기자의 역할은 탈구이므로 효과적으로 힘을 받을 수 있는 곳에 넣는 것이 중요하다.

기본 2

☞ 발치기자를 넣고 싶은 부위의 치질을 남긴 채 반대측 치질(골)을 제거한다.

발치기자를 삽입하는 목적은 치주인대강에 삽입하여 뼈와 치아 사이에 쐐기를 박는 것이다. 즉, 발치기자를 넣어 수직적 움직임을 하게 함으로써 치아나 뼈에 횡력이 가해져 치아가 탈구되는 것이다. 이런 발치기자가 효과를 발휘하기 위해서는 튼튼한 치아와 뼈가 존재해야 하며, 그렇지 못하면 힘이 발휘되지 않는다. 그리고 가로 방향의 힘에 저항하는 치아나 뼈가 많을수록 치아는 탈구하기 어려워진다(그림 3-1~3-4).

일반적인 발치 예정이었던 것이 난발치가 되는 원인의 하나로서 발치기자를 넣으려고 하는 부위의 치질이 부러지거나 깨져서 발치기자가 걸리지 않게 되는 것이 있는데, 발치기자를 넣고 싶은 부위의 반대측 치질이 많이 남아 있는 경우는 특히 어려워진다. 반대로 말하면 발치기자를 넣고 싶은 부위의 치질이 충분하며 그 반대측 치질이 결손되어 있거나 수직적인 골흡수를 일으키고 있는 증례에서는 쉽게 탈구 조작을 실시할 수 있다(그림 3-5, 3-6).

분할발치의 철칙은 발치기자를 넣고 싶은 부위의 치질을 남긴 채 반대측 치질을 제거하는 것이다. 이것을 기본으로 하여 생각하면 모든 발치 조작이 전략적으로 되어 어려움을 겪는 일도 줄어든다.

발치기자 삽입 전 반드시 치은의 처리를 한다

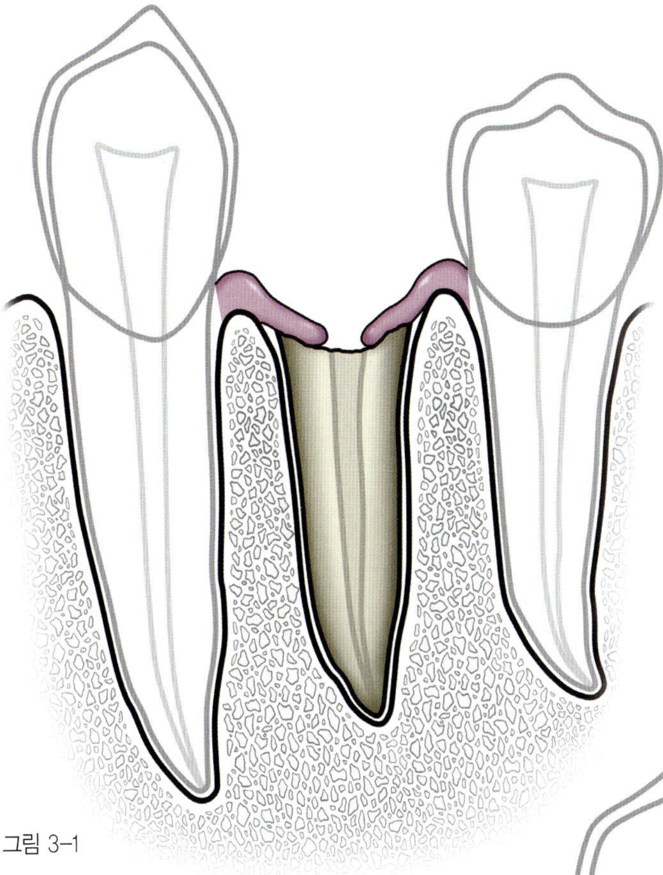

그림 3-1

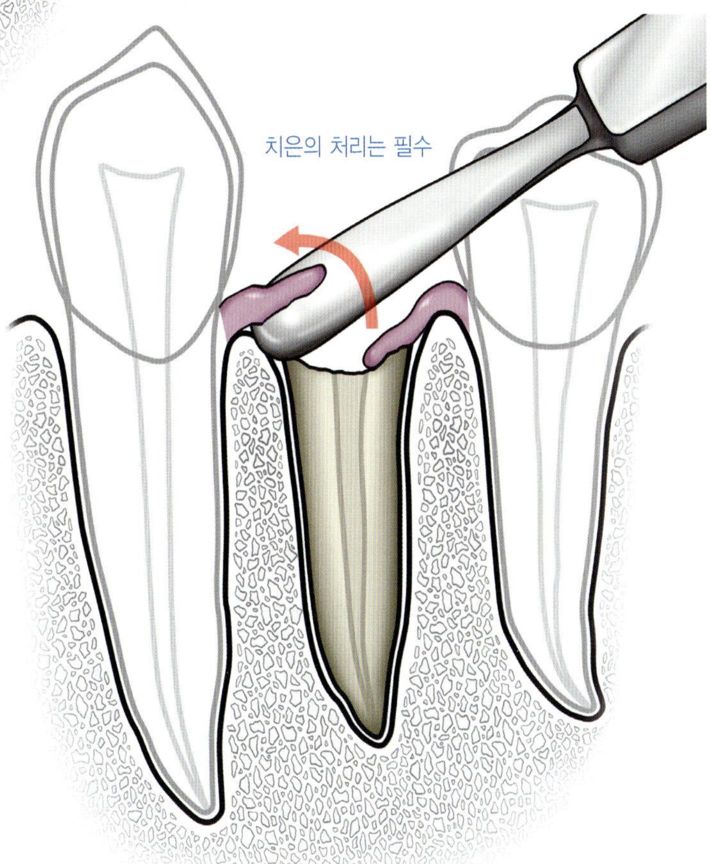

덮여 있는 치은을 처리하지 않고 무작정 발치기자를 넣지 않도록 한다. 덮여 있는 치은을 절제하거나 박리자로 치은을 박리하여 치아와 뼈의 경계를 드러내는 것이 중요하다.

그림 3-2

치질 결손이 크지 않은 경우는 치질 결손이 적은 쪽에 발치기자를 넣는다

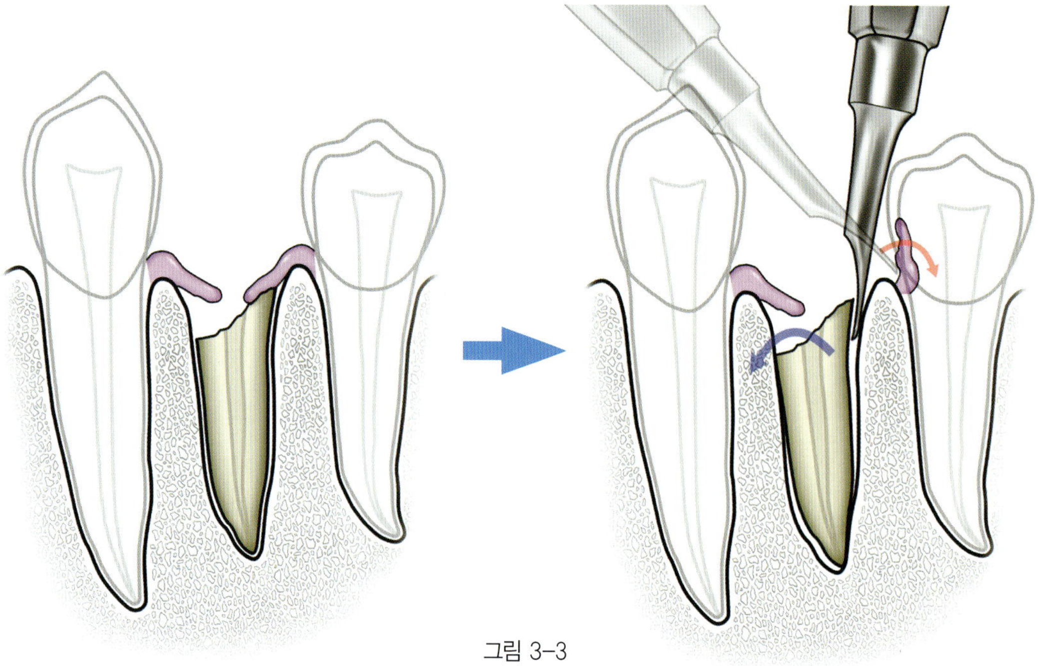

그림 3-3

치질 결손 부위가 작은 경우는 치질 결손 적은 쪽의 치은을 젖히고 치주인대강에 발치기자를 삽입한다.

치질 결손이 큰 경우는 작은 힘으로 탈구할 수 있다

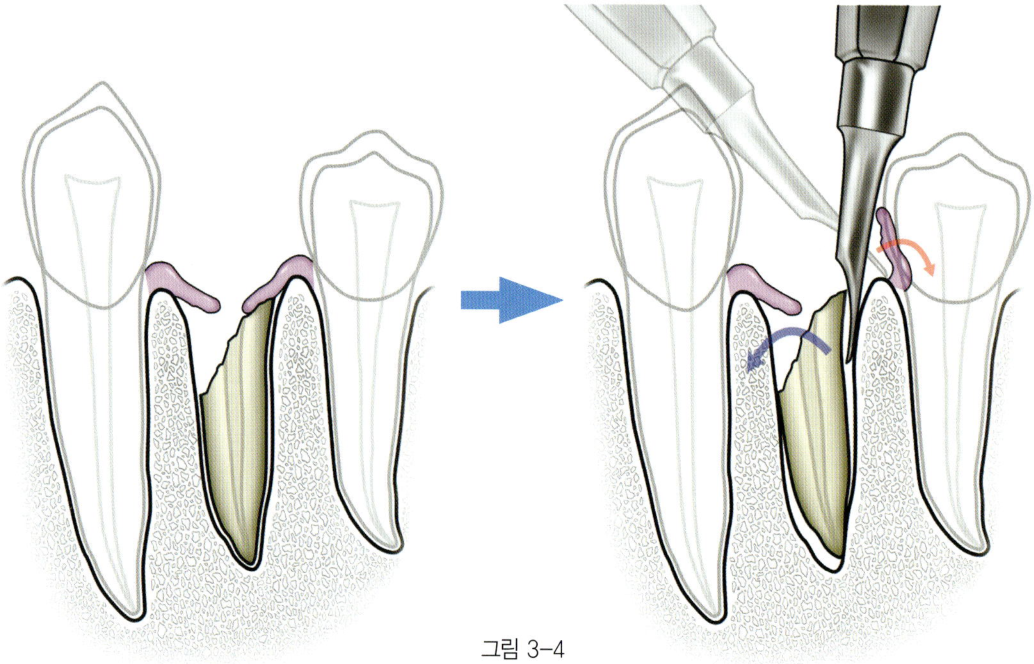

그림 3-4

치질 결손의 차이가 큰 증례에서는 작은 힘으로 쉽게 탈구할 수 있으므로 발치기자가 아니라 박리자를 치주인대강에 삽입하여 벗겨내는 듯한 조작으로도 쉽게 탈구할 수 있다.

치질 결손이 크면 근심협측의 발치기자 삽입으로 난이도가 높아진다

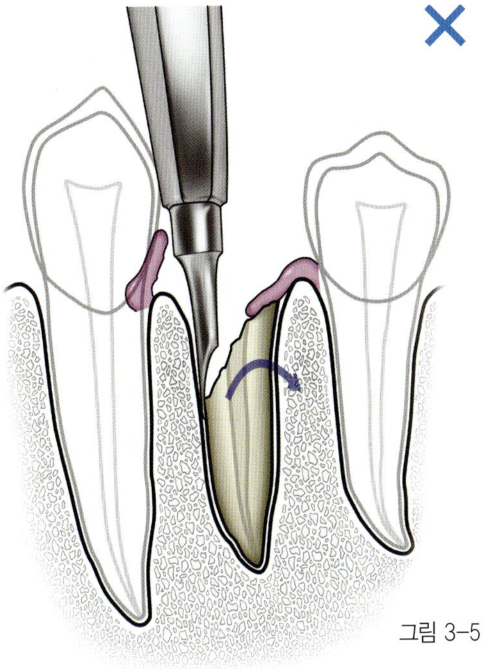

그림 3-5

치질 결손이 큰 쪽에 발치기자를 삽입해도 치주인대강의 위치를 알기 어려우며 발치기자의 응력도 발생하기 어렵다. 치질 결손 부위가 클수록 난이도가 높아진다.

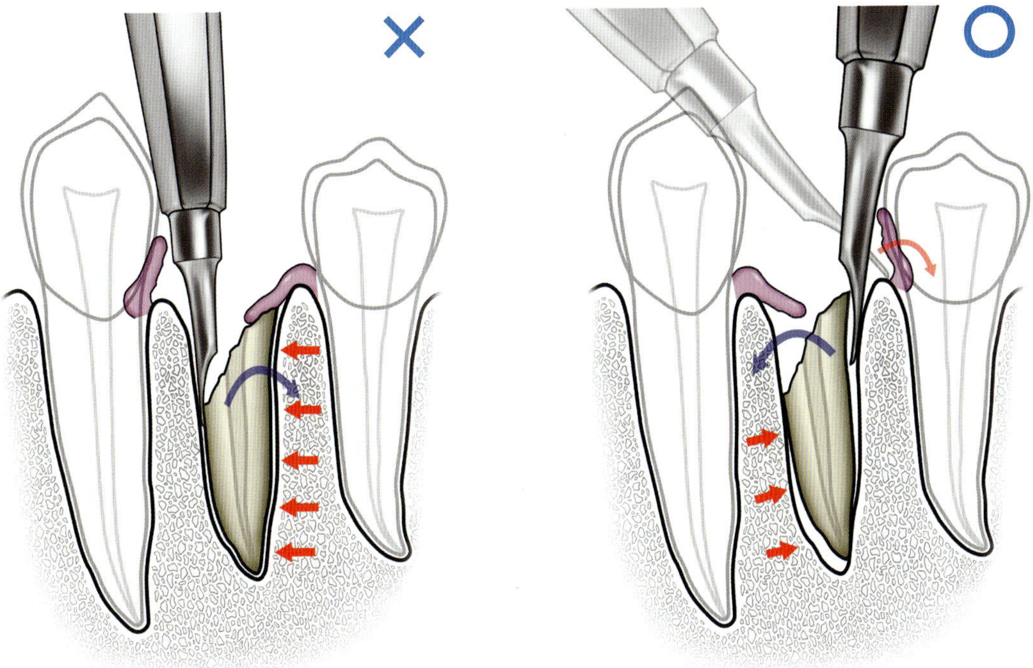

그림 3-6

발치기자를 거는 위치에 따라 응력 발생도와 저항하는 조직량에 차이가 생긴다. 이 경우 근심협측우각이 아니라 원심협측우각에 발치기자를 위치시키는 것이 쉬운 증례다.

2. 난발치: 잔근의 경우

! 흔한 상황

뼈와 치질의 경계를 확인하기 힘들어 발치기자를 넣을 위치를 찾기 어렵다.

심한 우식으로 인해 잔근 상태가 오래 계속되는 경우 주위 치은이 치근면을 덮고 있어 가성 매복치를 나타내는 경우가 있다. 이럴 때는 치질이 약간 보인다고 해서 무작정 발치기자를 넣어 탈구시키려고 해도, 치질의 상면은 연화 상아질로 변성된 경우가 많아 뼈와 치질의 경계를 확인하기 어렵다(그림 3-7).

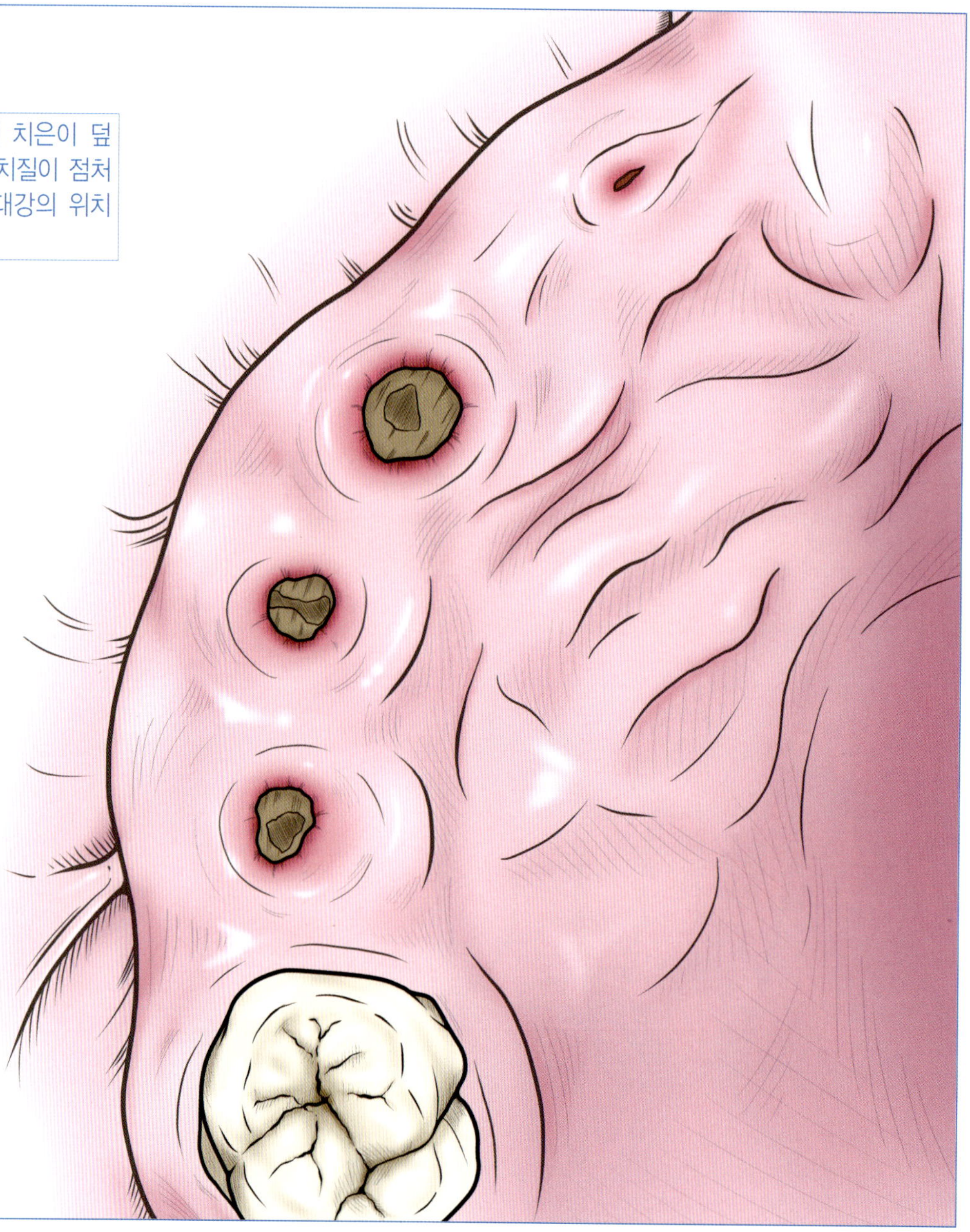

그림 3-7

대책

치조정에만 치은박리를 하여 수술 시야를 확보한다.

이럴 때는 치조정이 연속된 치간유두의 치은을 깨끗하게 절개하고, 치조정에만 치은박리를 하여 수술 시야를 확보하는 것이 좋다(그림 3-8~3-11).

치간유두를 중심으로 No.15 수술칼로 치조정 절개(crestal incision)를 한다.

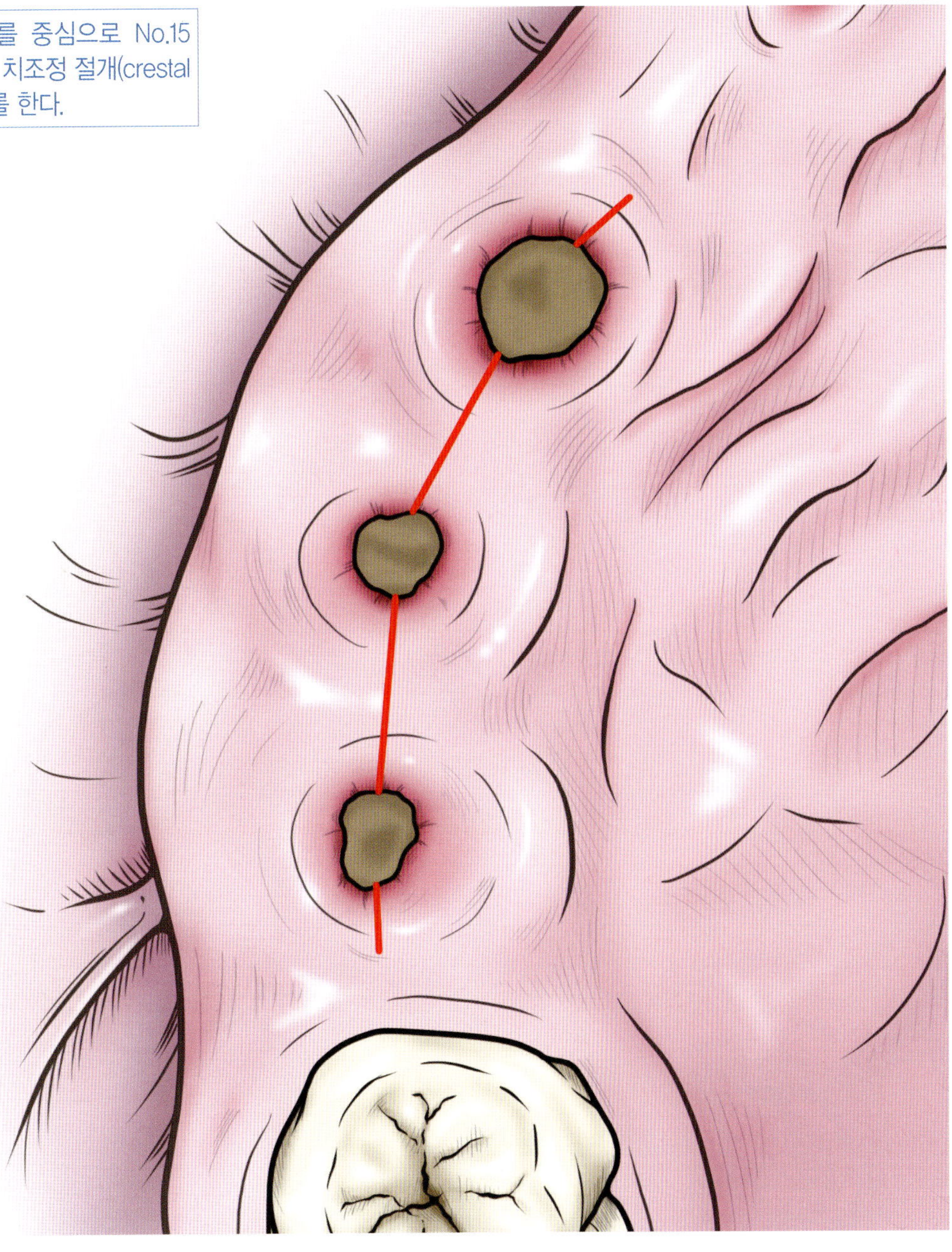

그림 3-8

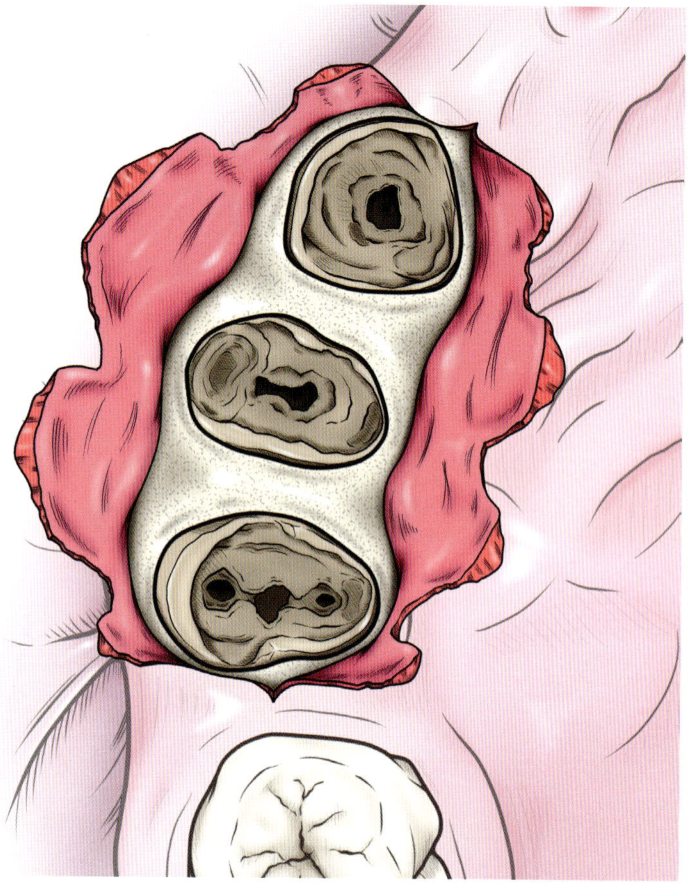

박리자를 사용하여 치조정을 중심으로 점막골막을 박리하여, 잔근의 치주인대강을 알 수 있는 범위까지 골면을 드러낸다.

그림 3-9

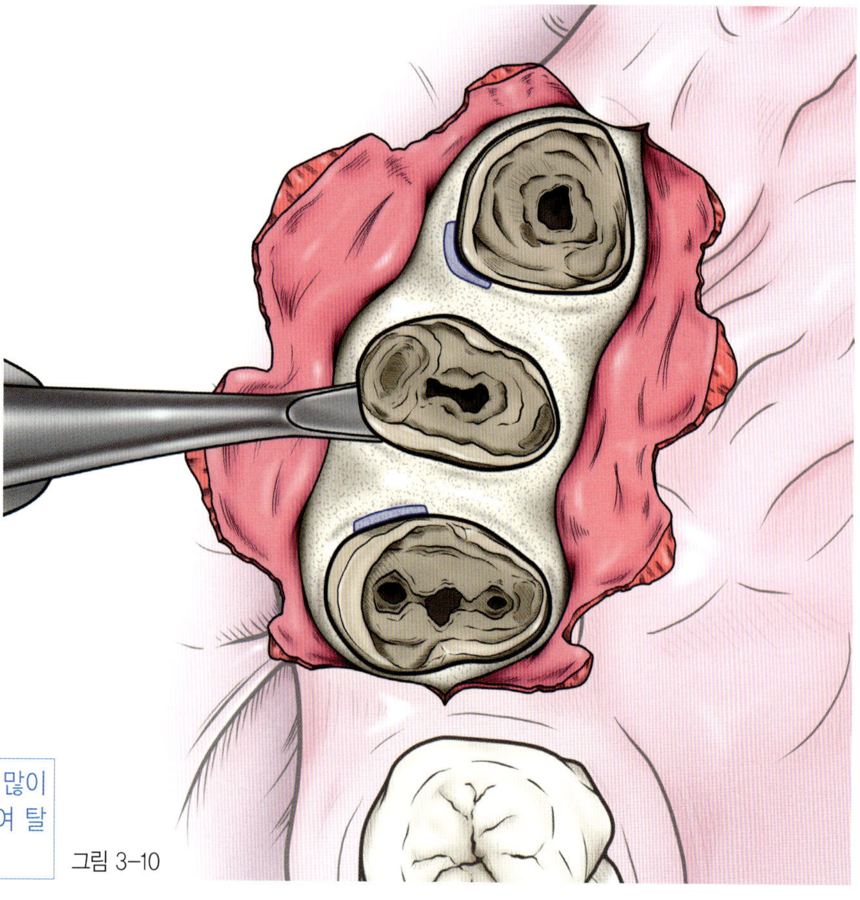

치주인대강을 드러내어 가장 치질이 많이 남아 있는 위치에 발치기자를 삽입하여 탈구 조작을 실시한다.

그림 3-10

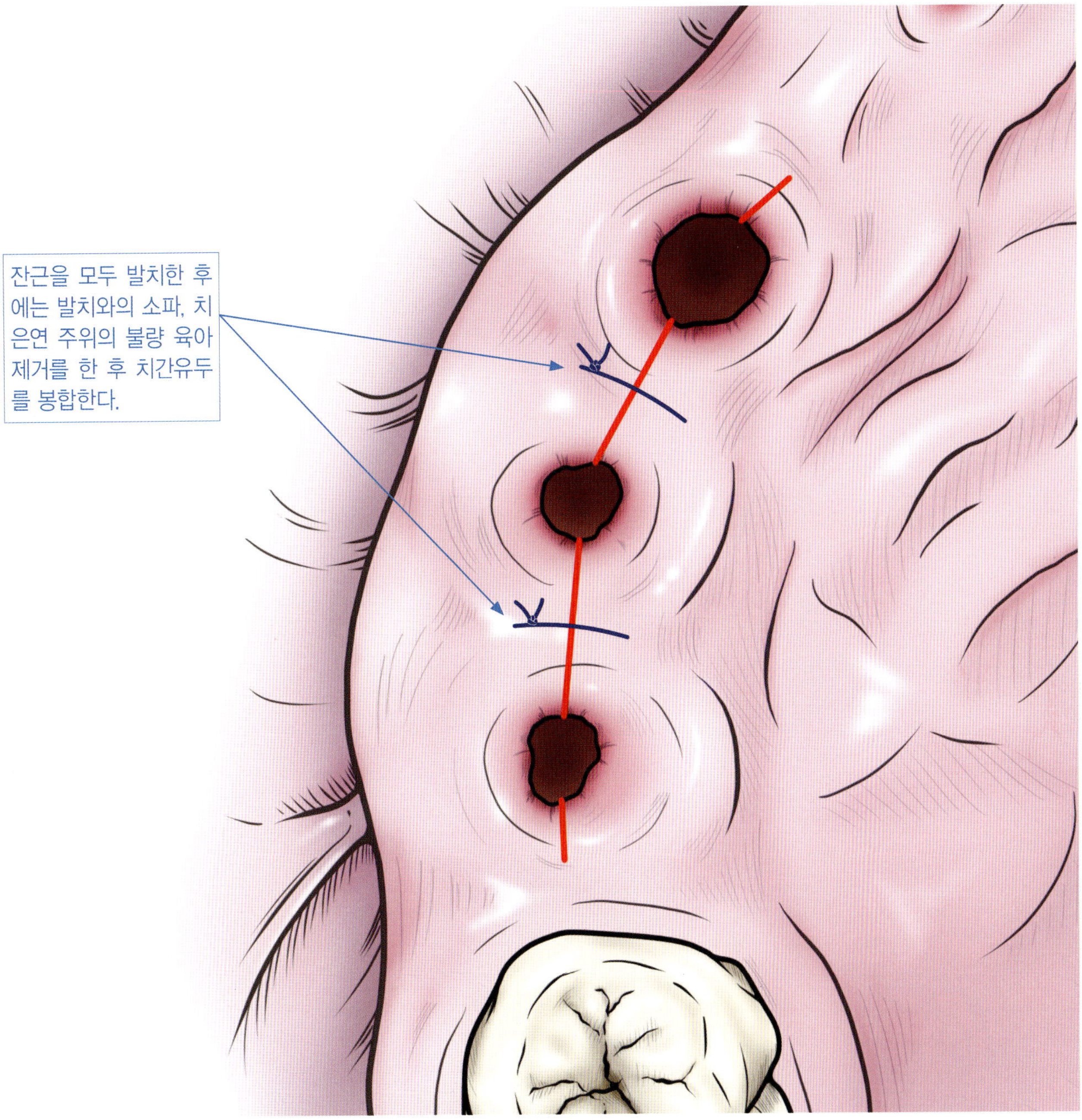

그림 3-11

3. 난발치: 치근유착의 경우

흔한 상황

치근과 뼈가 동화되어 발치기자로 탈구하기 어렵다.

난발치의 대표적인 것으로서 치근유착을 들 수 있다(그림 3-12). 발치에 어려움을 겪는 상황을 환자에게 이해시키기 위한 대표적인 문구인 '치아와 뼈가 딱 붙어 있다'에 해당하는 것이다. 완전유착이면 치근과 뼈가 동화되어 있어 절삭해도 뼈와 치질이 구별되지 않지만, 대부분은 고령으로 인한 치주인대강 협착 때문에 발치기자로 탈구하는 것이 곤란한 상황이다.

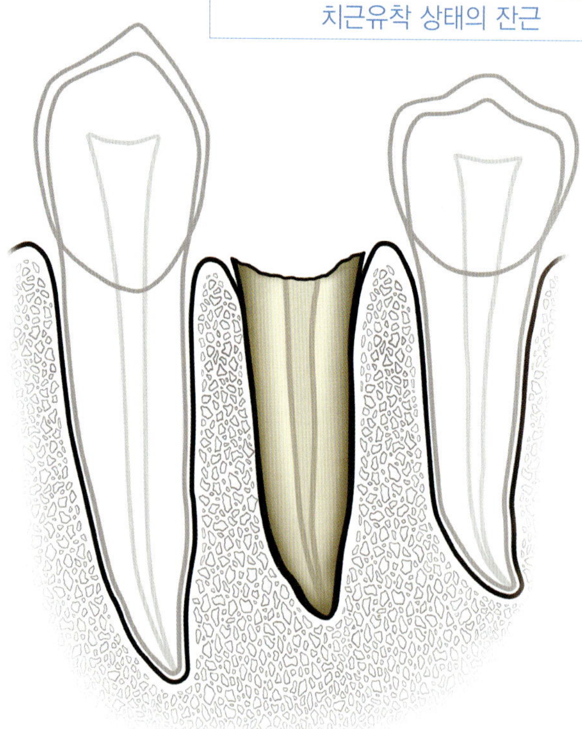

그림 3-12

대책

홈 파기나 분할발치 중 하나이다.

이러한 경우는 치주인대강에 피셔 버(fissure bur) 등으로 홈(groove)을 깊이 파거나 또는 분할발치를 실시하거나 둘 중 하나를 선택하게 된다. 유착이 약한 경우는 치주인대강 주위에 홈을 만들면 발치할 수 있는 경우도 있다(그림 3-13~3-21).

확실한 방법은 분할발치인데, 중앙에서 분할선을 만들고 발치기자를 넣는 곳의 반대측에 탈구할 수 있는 공간을 만드는 것이 중요하다. 그 공간이 생기면 다음으로 치주인대강에 다시 한번 발치기자나 박리자를 삽입하여 남은 치질을 벗겨내듯이 힘을 가하면 탈구되어 나온다(그림 3-22~3-25).

깊은 홈을 파는 접근법

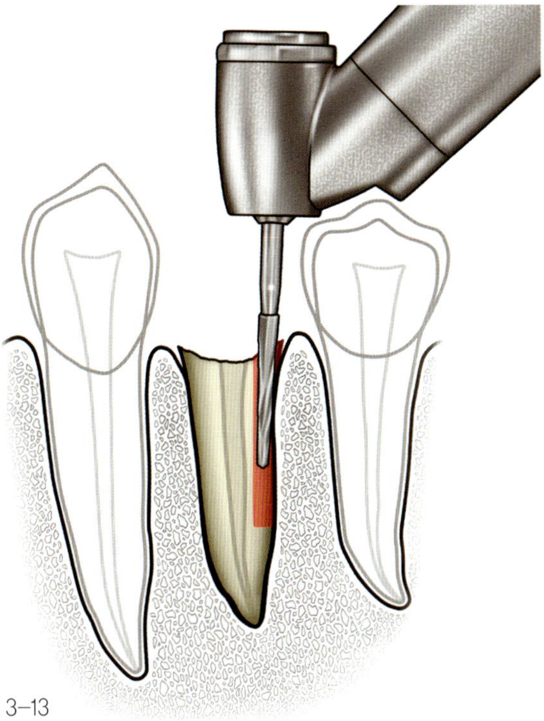

그림 3-13

버로 치질에 홈을 판다.

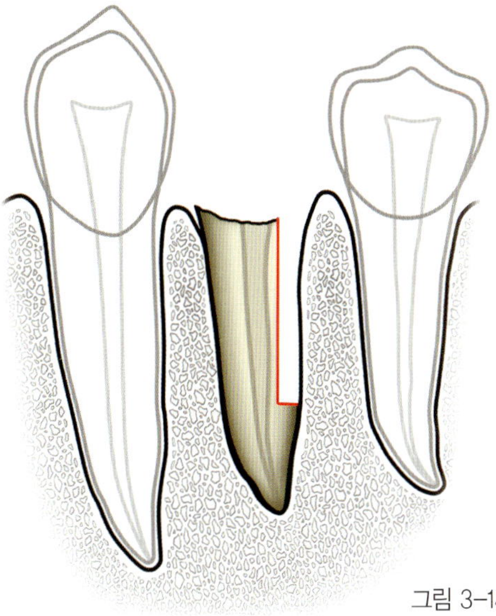

그림 3-14

만들어진 홈이 깊을수록 그 후의 조작이 쉽다.

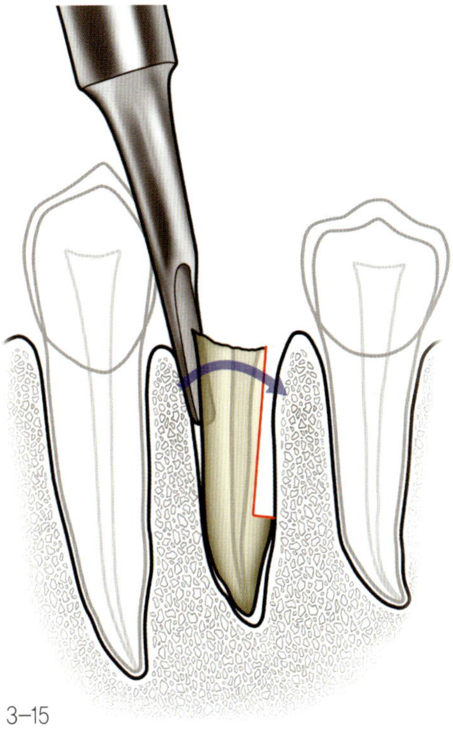

그림 3-15

발치기자를 홈의 반대측에 걸어 힘을 가한다. 탈구가 약할 때는 홈에 직접 발치기자를 삽입하여 힘을 가해도 좋다.

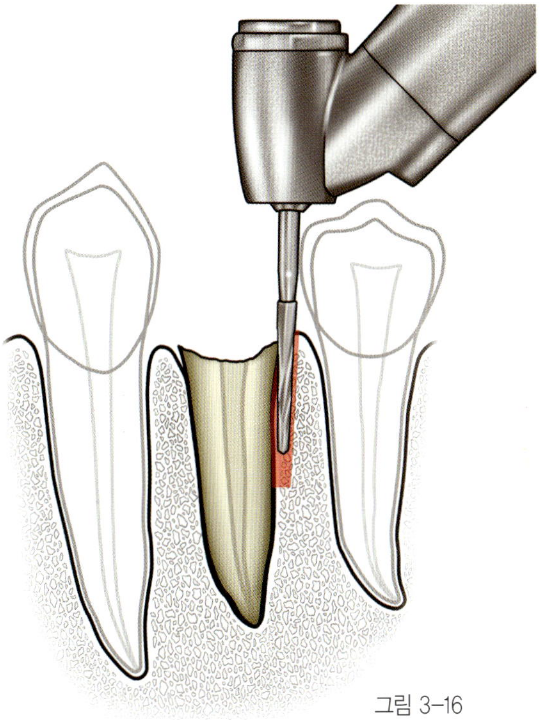

그림 3-16

버로 뼈에 홈을 만든다.

치질을 남겨 두고 싶은 경우

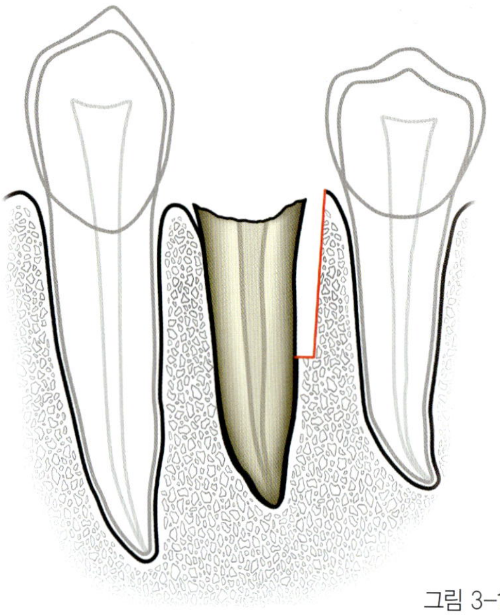

그림 3–17

치아가 아프지 않았으면 좋겠다거나 치질을 남겨 두고 싶을 때는 뼈에 홈을 만든다.

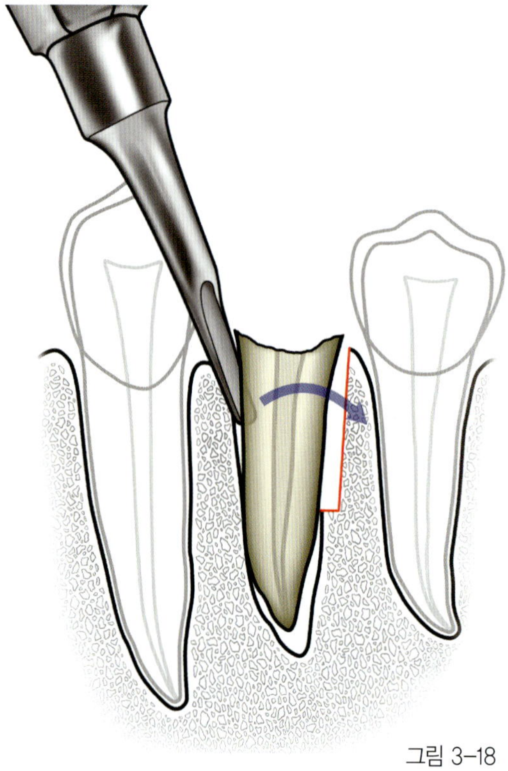

그림 3–18

앞의 방법과 마찬가지로 반대측에 발치기자를 걸거나 홈에 발치기자를 넣어 동요시킨다.

초음파 절삭기구인 발치용 팁을 사용하는 경우

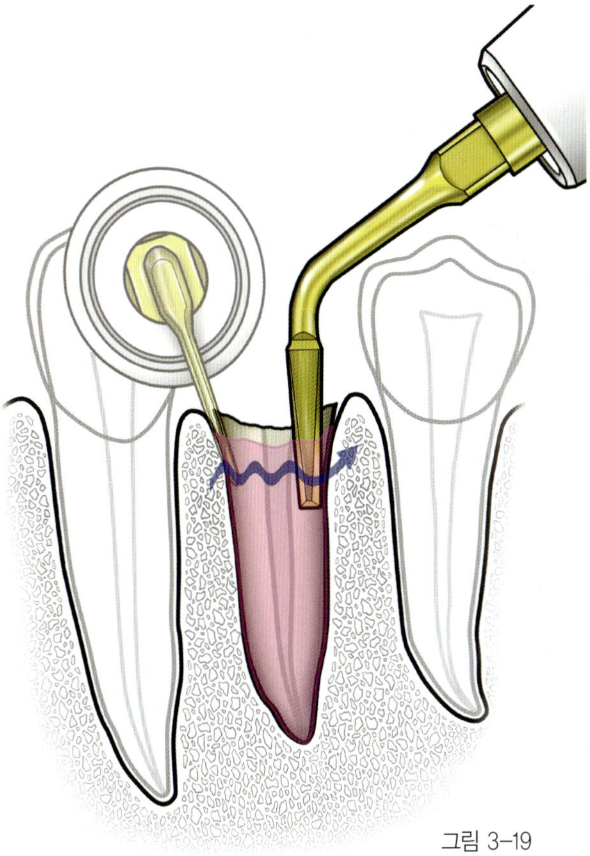

치주인대강을 따라 팁 삽입을 진행한다. 이렇게 하면 치주인대강의 폭이 확대되므로 치근의 둘레를 따라 삽입하여 공간을 확보한다.

그림 3-19

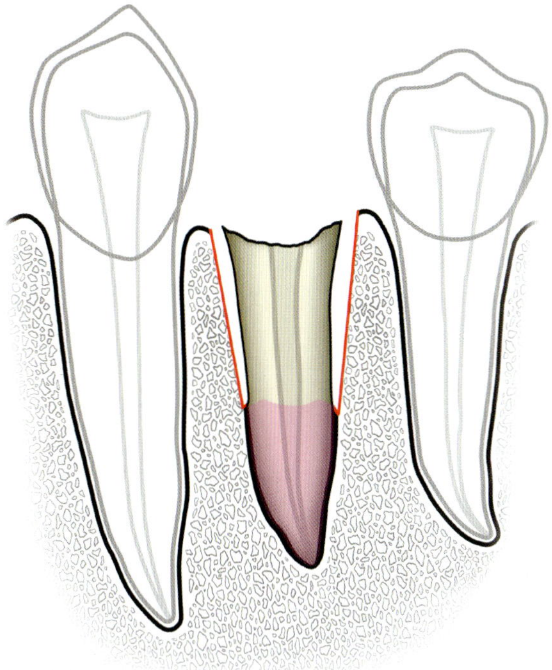

그림 3-20

깊이 삽입할수록 탈구 조작이 쉬워진다.

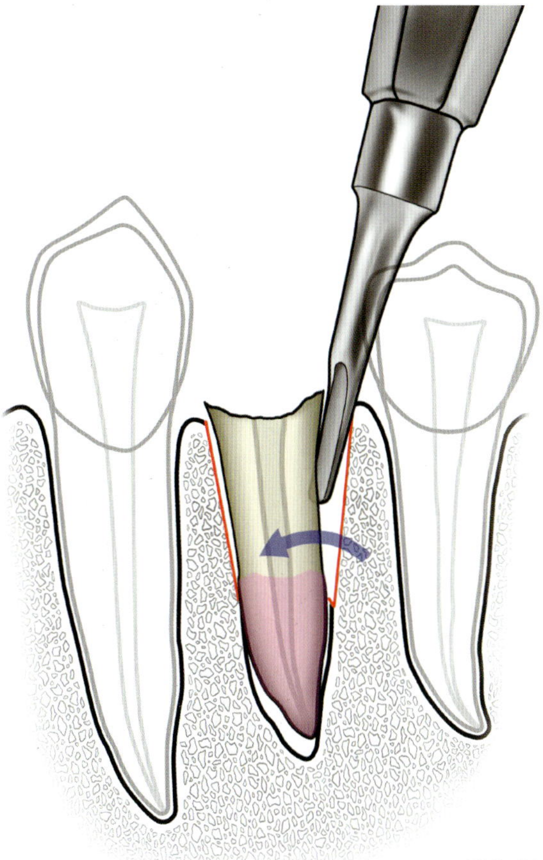

그림 3-21

확대된 치주인대강의 공간에 발치기자를 삽입하면 반대측에도 공간이 확보되어 발치 조작이 쉬워진다.

더욱 확실한 것은 분할발치에 의한 접근법

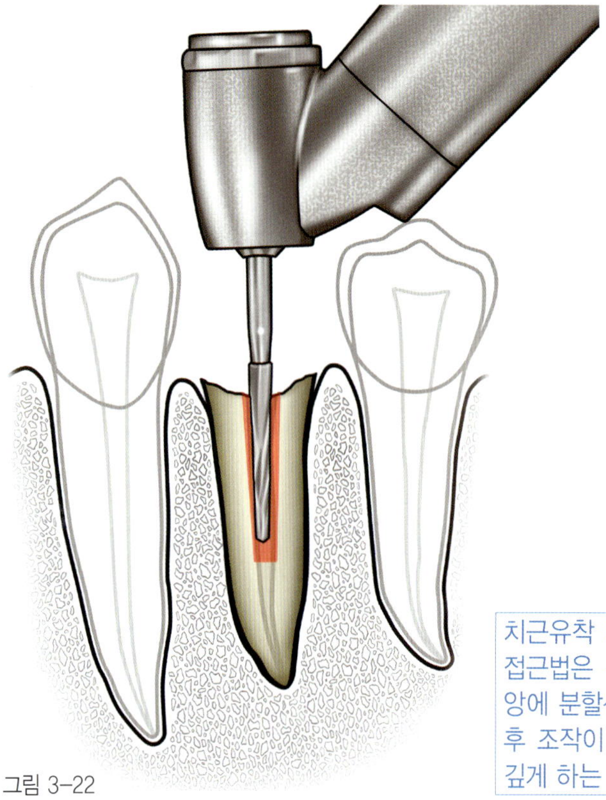

그림 3-22

치근유착 치아의 또 하나의 접근법은 분할발치이다. 중앙에 분할선을 만드는데, 그 후 조작이 쉽도록 가능하면 깊게 하는 것이 좋다.

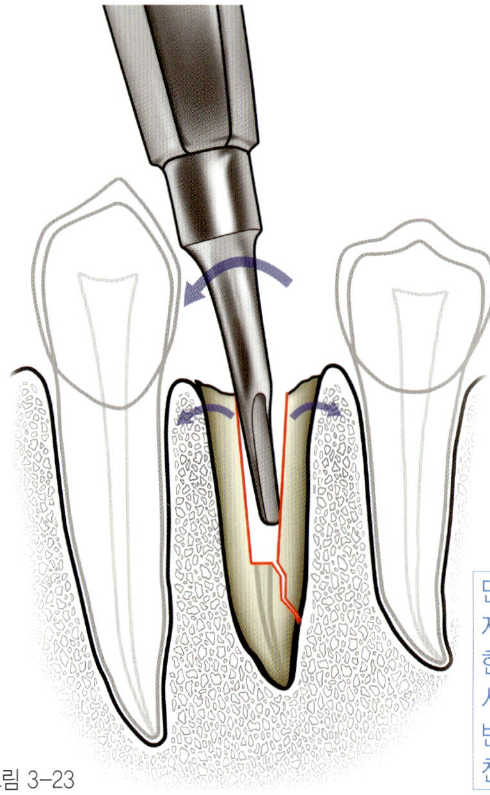

그림 3-23

만들어진 분할선에 발치기자를 삽입하여 완전분할을 한다. 치근첨까지 정중앙에서 나누어지는 일은 없으며 반드시 어느 쪽으로든 치우친다.

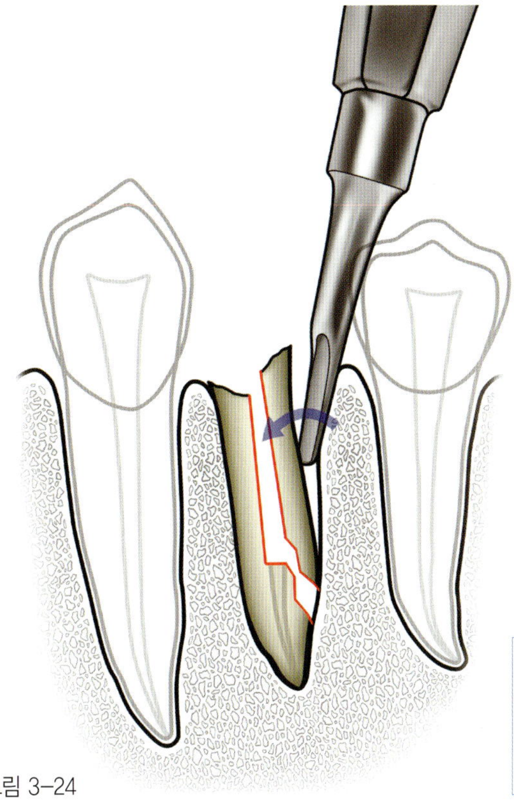

그림 3-24

먼저 작은 치아 조각을 제거한다. 그 작은 치아 조각을 제거한 공간이, 큰 치아 조각을 탈구시킬 가동범위가 된다.

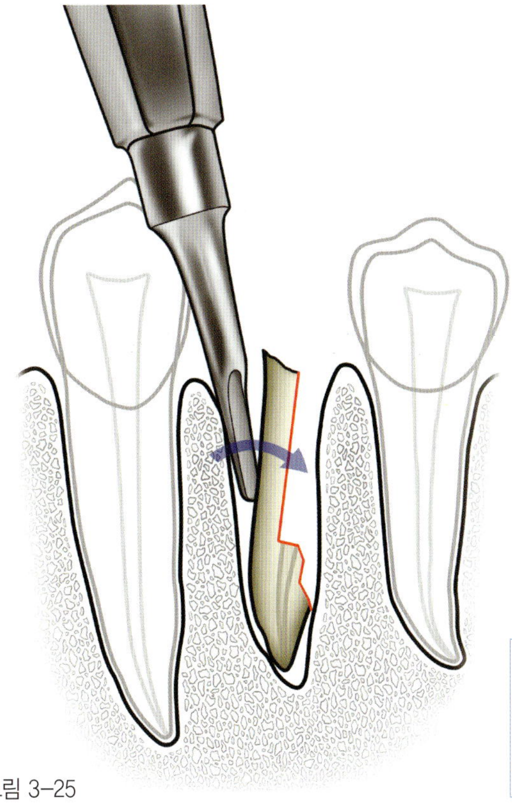

그림 3-25

발치기자나 박리자를 치주인대강에 삽입하여 벗겨내듯이 힘을 가하면 쉽게 탈구되는 일이 많다.

4. 난발치: 치근만곡의 경우

흔한 상황

발치기자를 걸어도 치아가 동요하지 않는다.

난발치의 대표적인 경우로서 치근이 만곡된 치아의 발치가 있다(그림 3-26). 발치할 때 발치기자를 삽입하여 힘을 가해도 움직이지 않거나, 움직여도 빠져나오지 않는 사태와 만나게 한다. 무리하게 힘을 가하면 치근첨부에서 파절되어 잔근이 남게 되므로 수술 중의 판단이 필요해진다.

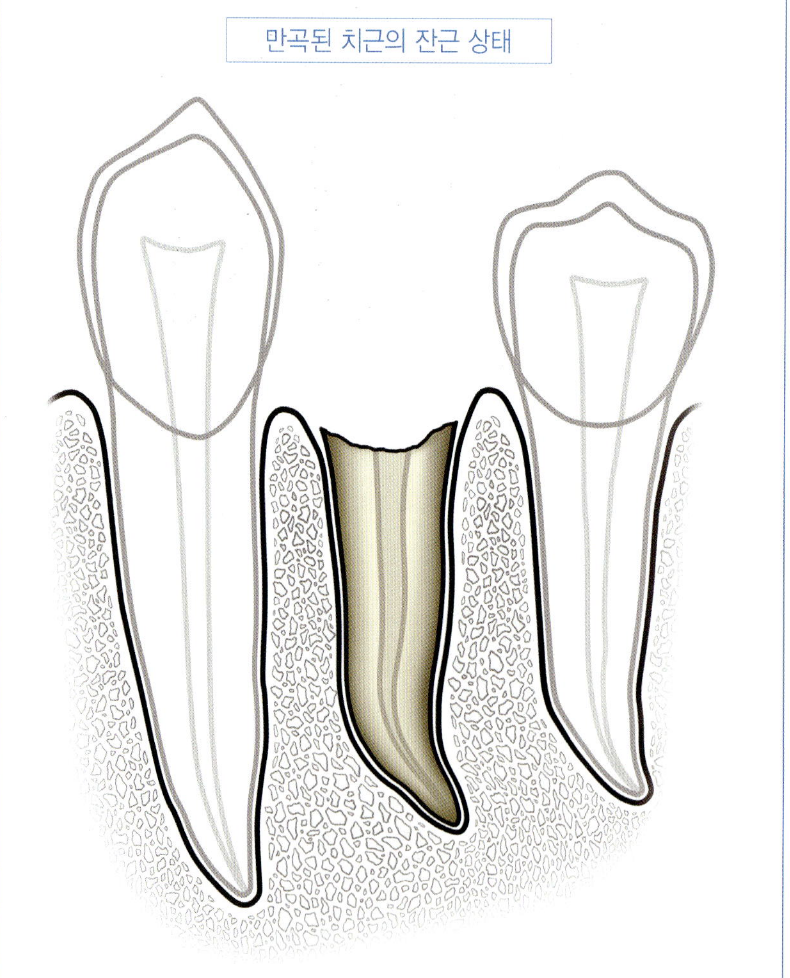

그림 3-26

대책

치근만곡을 파악할 수 있는 경우는 발치기자를 정확한 위치에 건다

X-ray로 치근만곡을 파악할 수 있는 경우에는 우선 발치기자를 삽입하는 위치가 잘못되지 않도록 하여 적절한 위치에서 힘을 가한다. 구부러져 있는 쪽과 같은 쪽에 발치기자를 걸면 저항하는 방향으로 힘이 가해지므로 치아가 동요되지 않는 경우가 많다(그림 3-27).

치근만곡을 파악할 수 있는 경우

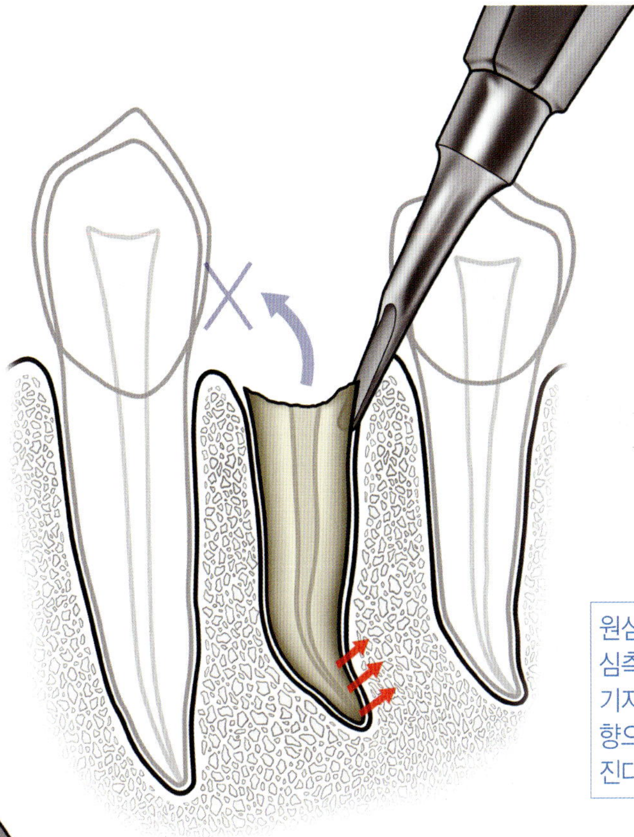

원심으로 구부러져 있는 경우 원심측에 발치기자를 넣으면 발치기자에 의한 응력이 만곡된 방향으로 힘이 걸려 탈구가 어려워진다.

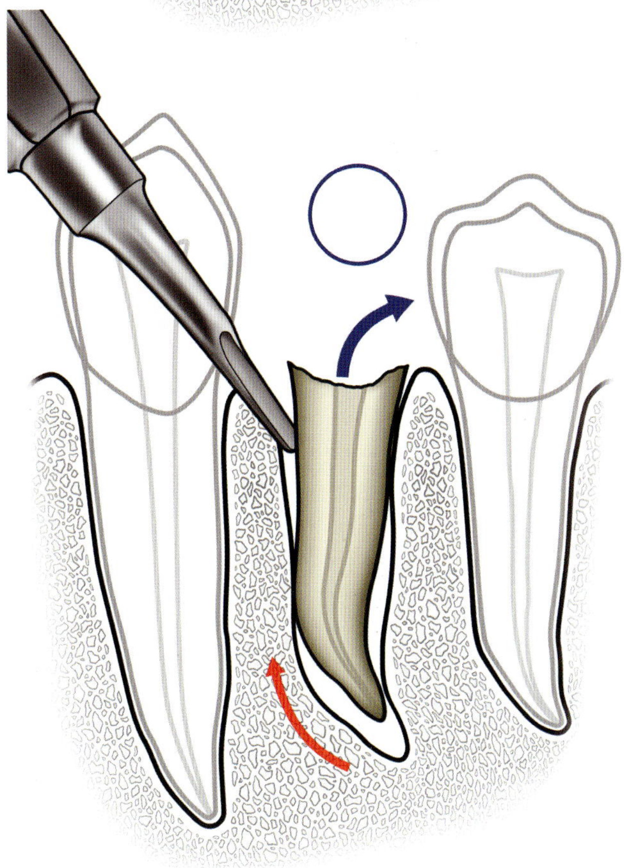

만곡된 쪽과 반대측인 근심에 발치기자를 넣으면 탈구하는 방향으로 응력이 걸리므로 탈구하기 쉬워진다.

그림 3-27

대책

적절한 위치에서 발치기자를 걸어도 동요하지 않는 경우는 분할발치로 대응한다.

적절한 위치에서 발치기자를 걸어도 동요하지 않는 경우는 치근유착과 같이 분할발치로 대응한다. 분할하는 경우는 만곡된 방향과 같은 쪽의 치질을 제거하고 만곡된 쪽과 반대측 치주인대강에 발치기자를 걸면 탈구할 수 있다(그림 3-28). 분할 방향이 잘못되면 탈구가 더욱 어려워지고 심한 경우 치근이 파절되어 치근첨만 남은 잔근 상태가 된다(그림 3-29). 이 경우는 루트 팁 피커(root tip picker) 등으로 치근첨을 파내듯이 발치하는 방법밖에 없다.

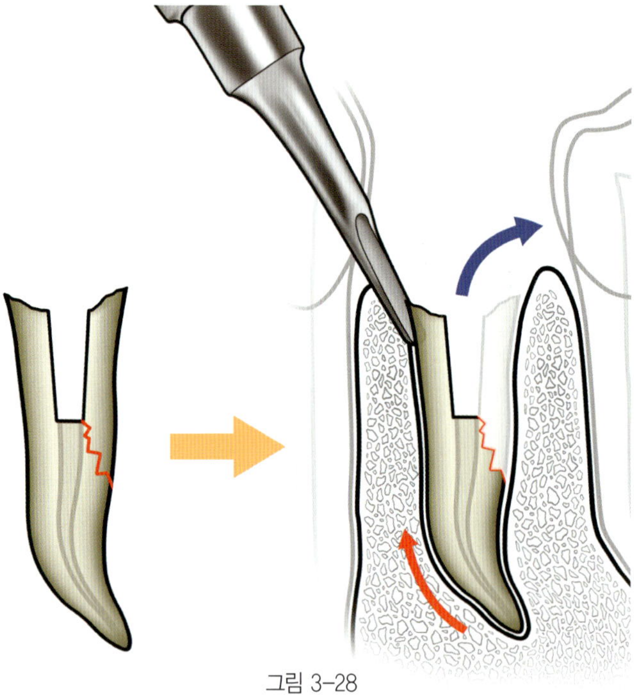

그림 3-28

분할발치로 대응하면 확실

탈구하기 쉬운 근심측이 남고 원심측의 치질이 없어지면 발치는 쉽다.

분할 방향이 잘못되면 탈구가 더욱 어려워지므로 주의!

근심측 치질은 파절되고 원심측 치질만 남은 경우 발치기자를 원심측에 걸면 탈구하기 어렵다. 그리고 이러한 상황에서 원심 치질까지 파절되면 치근첨부가 남아 난발치가 된다.

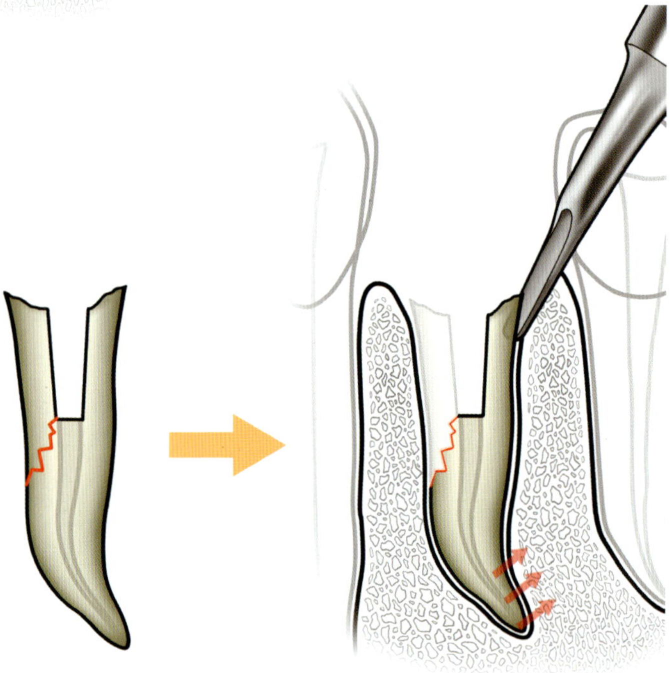

그림 3-29

5. 난발치: 다근치 잔근의 경우

흔한 상황

하악은 골질이 단단하여 탈구하기가 힘들고 상악은 보기 힘들다.

하악 대구치, 상악 소구치, 상악 대구치의 잔근에서는 난발치가 되는 경우가 많다(그림 3-30). 복수치근에서 치근의 위치 관계에 따라 탈구의 난이도는 다른데, 하악은 골질이 더 단단하여 탈구하기 어려운 경우가 많고 상악에서는 시야를 확보하기 어렵다는 단점이 있다.

하악 대구치의 잔근 상태

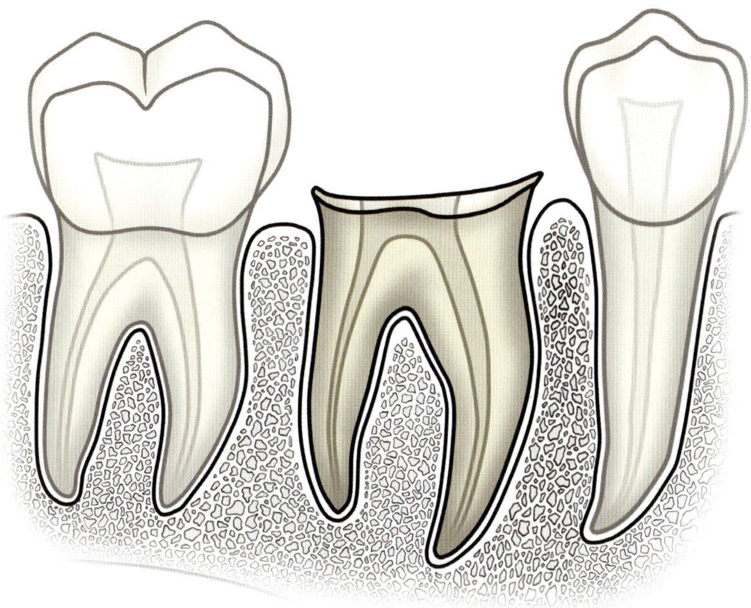

그림 3-30

대책

분할이 기본, '1치근 = 1치아'의 상황으로 만들면 하기 쉽다.

주위골을 삭제하여 잔근겸자가 들어가도록 만들어 발치할 수도 있지만, 이 방법으로 하면 침습이 커지므로 다근치의 난발치에 대한 대응도 분할이 기본이다. 분할선은 모두 분기부를 향하는 방향으로 만들고, 치관측은 치질을 많이 제거해 두면 분할 후 치근 발치 시의 간섭 부위를 줄일 수 있다(그림 3-31~3-34).

다근치인 난발치에서는 '1치근 = 1치아'라는 상황으로 만드는 것이 필요한데, 어떠한 것이든 하나의 치근을 제거할 수만 있으면 다른 치근은 빈 공간을 사용하면 탈구가 쉬워진다. 또한 치근의 사이를 메우는 치조간중격(interalveolar septum)은 삭제해도 크게 문제되지 않으므로 움직이지 않는 경우는 치조간중격을 깎아내 그 방향으로 탈구시키는 것도 중요하다.

분할이 기본: 1치근 = 1치아의 관계로 만든다

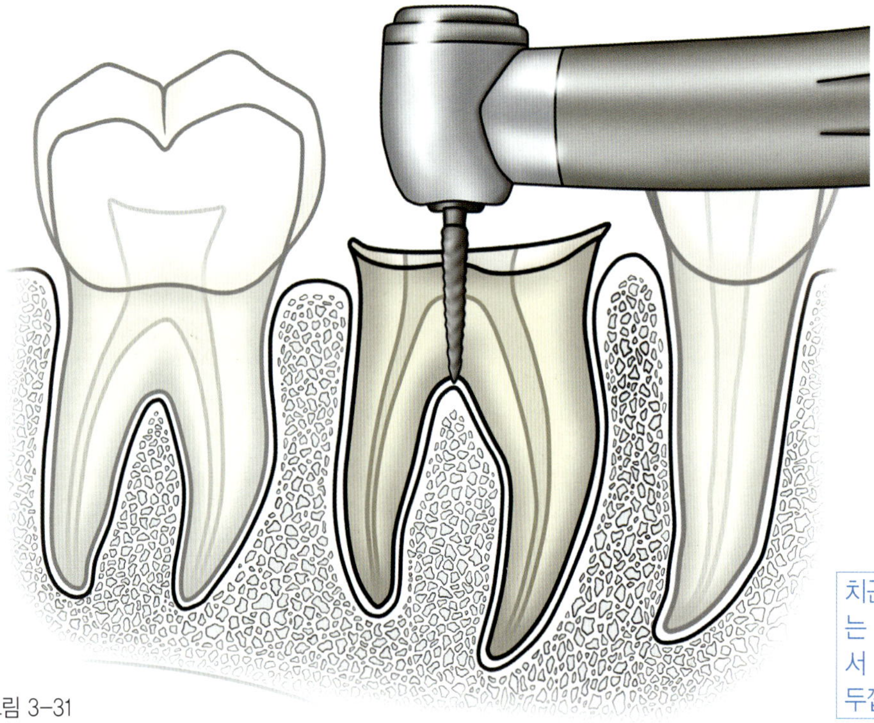

그림 3-31

치근 분기부에 도달하는 방향으로 가운데에서 분할한다. 분할선은 두껍게 하는 것이 좋다.

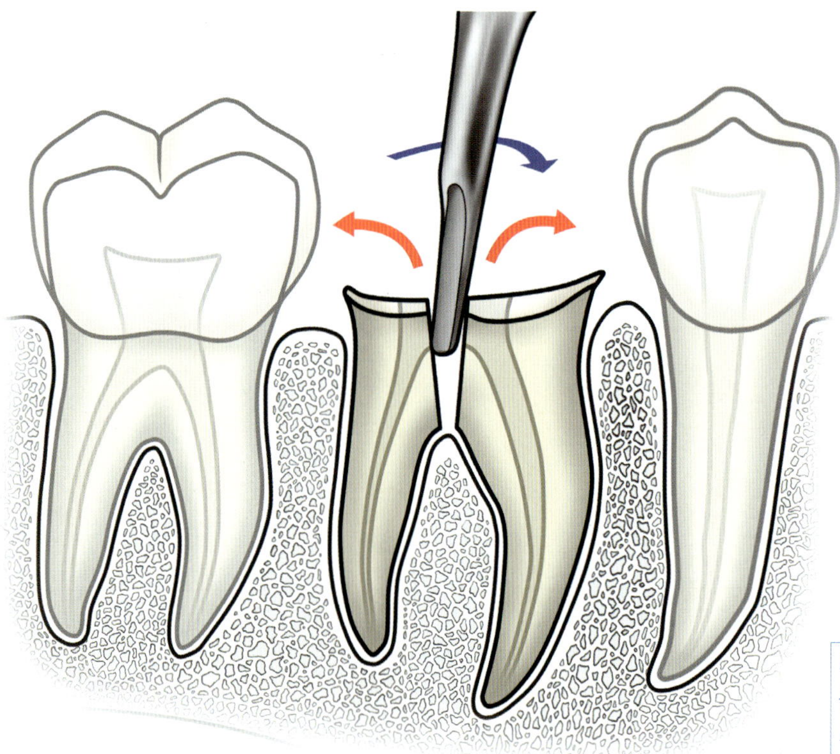

그림 3-32

치근 분기부에 도달하는 방향으로 가운데에서 분할한다. 분할선은 두껍게 하는 것이 좋다.

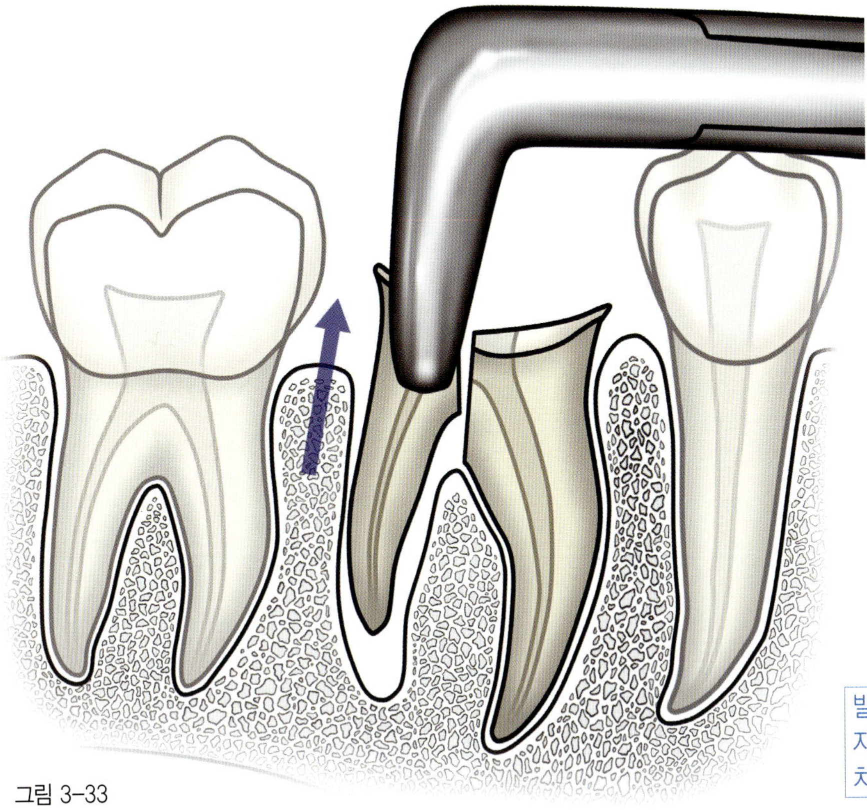

그림 3-33

발치기자 또는 잔근겸자로 만곡이 적은 쪽의 치근을 발치한다.

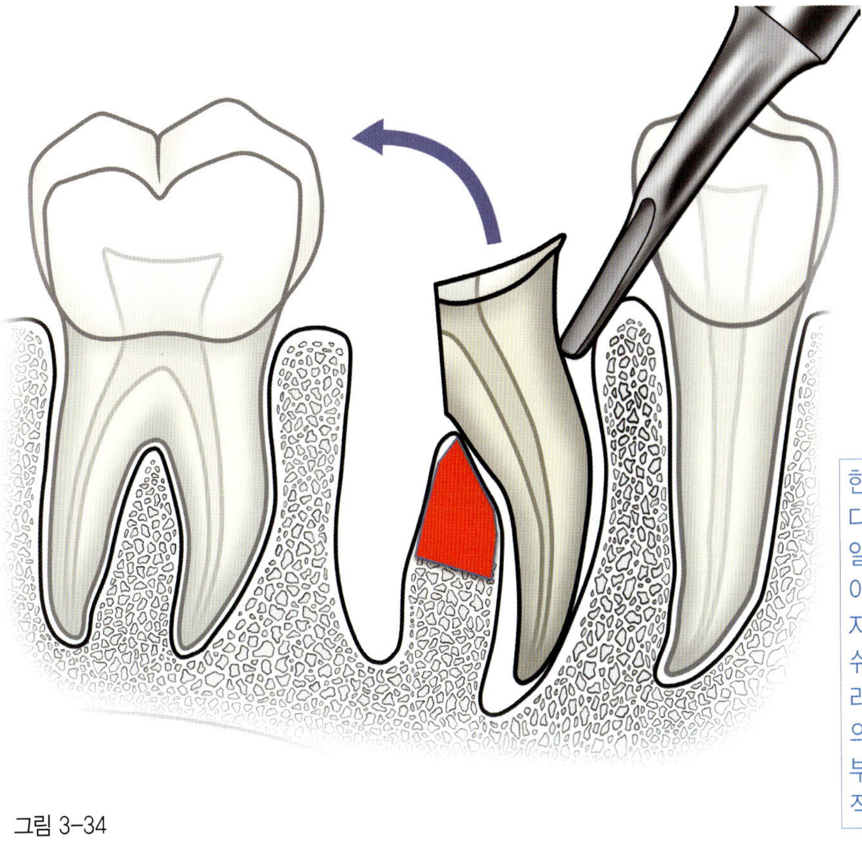

그림 3-34

한쪽 치근을 발치하면 다른 쪽 치근을 움직일 수 있는 여유 공간이 늘어나므로 발치기자에 의한 탈구 조작이 쉬워진다. 탈구하기 어려울 때는 치조간중격의 뼈를 삭제하여 간섭 부위를 제거하면 효과적이다.

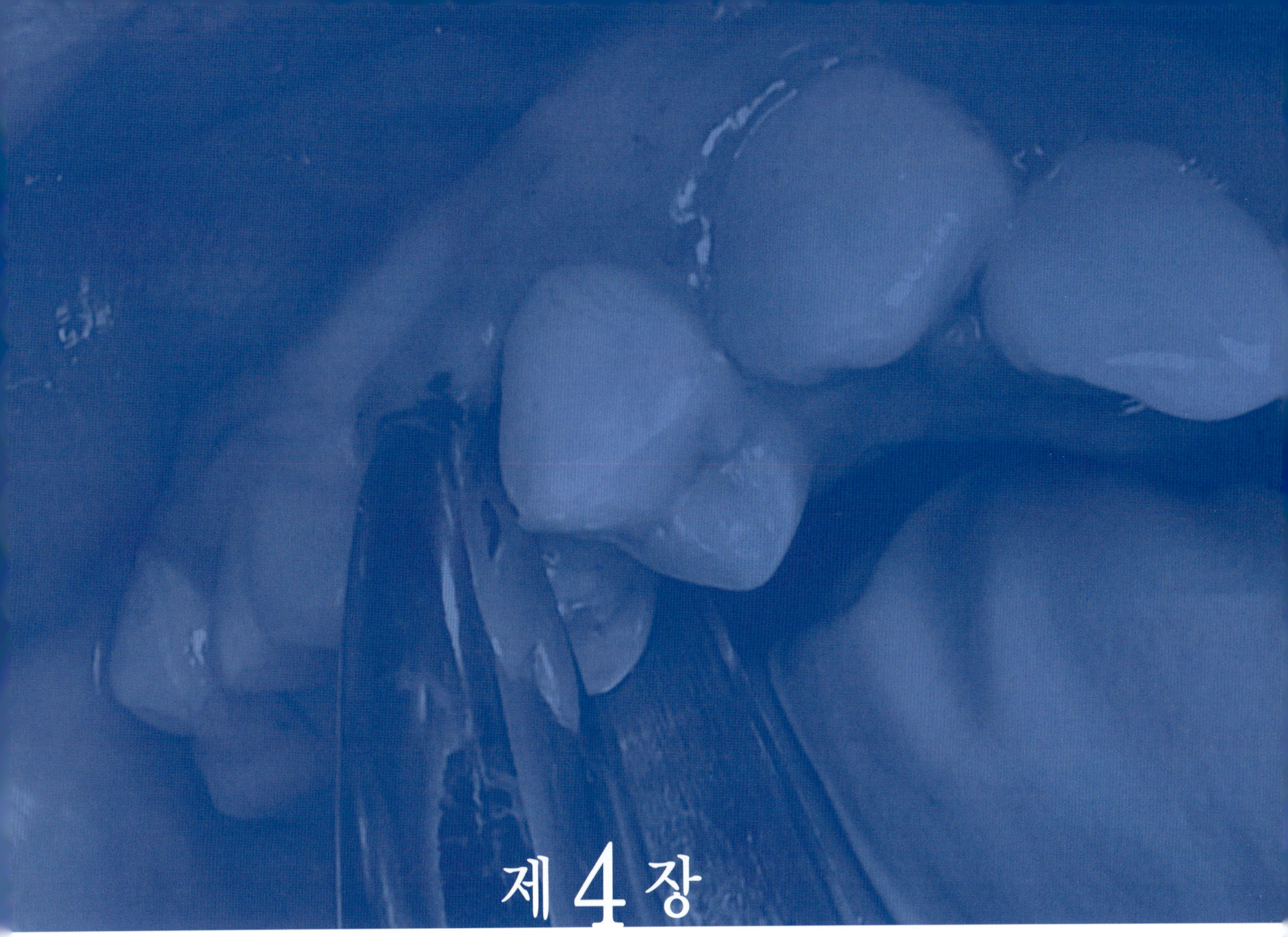

제 4 장

상악 지치의 발치

1. 상악 지치 발치: 잔근, 부분매복의 경우

상악 지치는 상악에서 가장 끝쪽에 있는 치아이므로 '보이지 않는다', '기구가 잘 닿지 않는다' 등 발치를 곤란하게 하는 요소가 많아 두려워하는 임상의가 많다.

그러나 치조골이 무르다는 상악의 특징을 활용하면 결코 어렵지 않으며, 적절한 위치에 발치기자를 걸면 쉽게 빠지는 경우가 많다. 따라서 이 감각을 습득하면 자신 있는 부위가 될 수 있다. 여기에서는 잔근이나 부분매복치, 완전매복치의 경우에 대해 해설한다.

! 흔한 상황

우식이 진행되면서 치관 일부가 깨져 겸자를 사용할 수 없다.

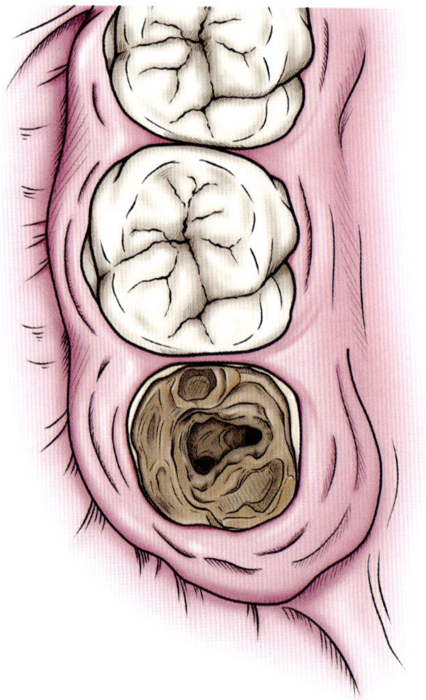

그림 4-1

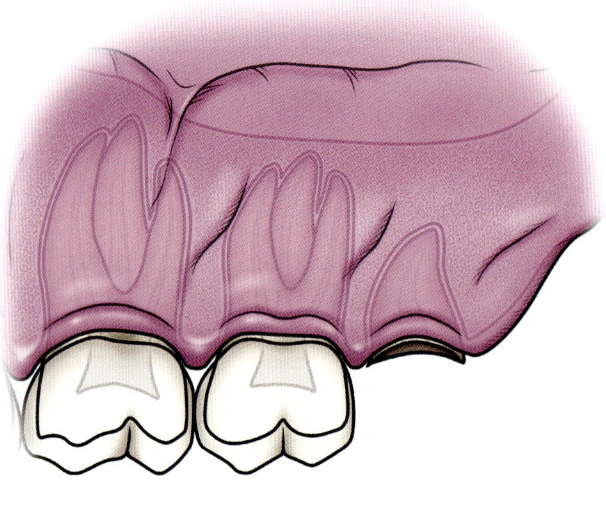

상악 8번의 잔근에서 치관이 깨져 발치겸자가 걸리지 않는 상태이다. 상악의 맨 끝 쪽이므로 수술 가능 시야를 확보하기 어려워서 두려워하는 의사가 많다.

대책 1

발치기자를 위치시킬 부위를 노출시키면 대부분 쉽게 빠진다.

일반적으로 맹출되어 있는 경우는 통법에 따라 겸자로 발치하는 것이 첫 번째 선택이 되지만, 이미 우식이 진행되어 치관 일부가 깨져 있는 경우는 겸자를 사용할 수 없다. 또한 치관의 일부가 노출된 경우도 피복된 치은을 절개하여 발치할 공간을 만들 필요가 생긴다. 이렇게 지치가 완전히 보이지 않을 때 중요한 것은 발치기자를 걸 부위를 노출시키는 것이다(그림 4-1~4-3). 발치기자를 걸 부위는 근심협측우각의 치경부가 된다. 이 부위에 발치기자를 걸 수 있으면 대부분의 증례에서 쉽게 뺄 수 있다. 따라서 근심 #7 치경부의 치은을 약간 박리하거나 피복된 지치 바로 위의 치은을 절개할 필요가 있다.

지치가 완전히 보이지 않을 때는 발치기자를 걸 부위를 노출시킨다

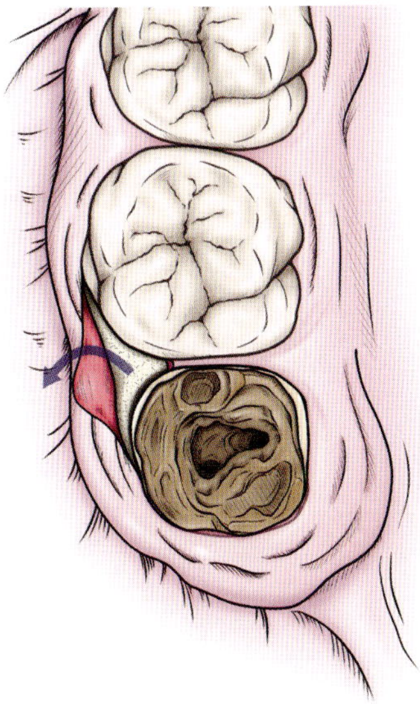

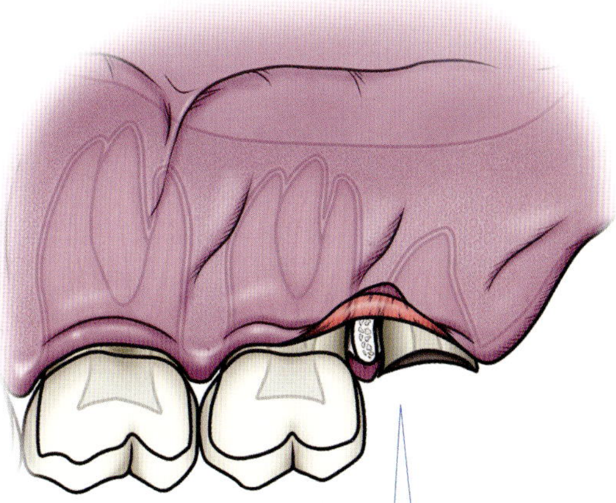

#7, 8의 치간유두에 해당하는 부위의 치은을 박리하여 #8의 치근면을 노출시킨다.

그림 4-2

그림 4-3

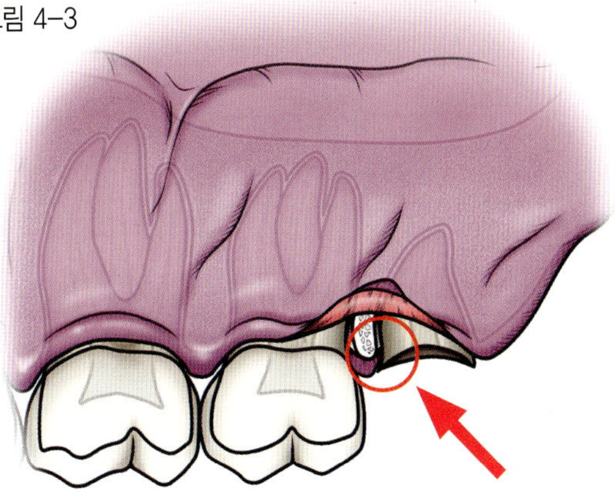

상악 #8의 발치에서는 대부분 근심협측으로만 발치기자가 들어간다. 또한 분할발치도 하지 않으므로 근심협측의 치질을 노출시키는 것이 성공의 열쇠다. 이 부분의 치근면을 발치기자가 확실히 들어갈 정도로 노출시킨다.

대책 2 발치기자는 치아에 대하여 약간 가로 방향으로 원심협측으로 '쓰러뜨리듯이' 힘을 가한다.

그리고 발치기자는 구부러진 것을 선택하여, 일반적인 탈구 조작과 같이 치근을 따라 넣는 것이 아니라 치아에 대하여 약간 옆으로(협측으로부터) 넣어 원심협측으로 '쓰러뜨리듯이' 힘을 주면 쉽게 탈구되어 나온다(그림 4-4, 4-5). 또한, 이 방향으로 발치기자를 넣어 힘을 가할 때는 입꼬리를 잡아당기게 되므로, 환자에게 입을 크게 벌리게 하지 말고 약간 입을 다물게 한 상태에서 조작하는 것이 좋다(그림 4-6). 이때 발치기자의 끝이 잘 보이지 않는 경우도 있는데, 다른 손의 손가락을 지치 바로 위에 대고 발치기자로 조작하면서 손가락으로 느끼는 것이 중요하다. **발치기자가 지치에 효과적으로 잘 걸리고 있는 감촉을 습득하는 것**이 이 부위의 발치 습득으로 이어진다.

근심협측의 치질을 드러내는 것이 성공의 열쇠

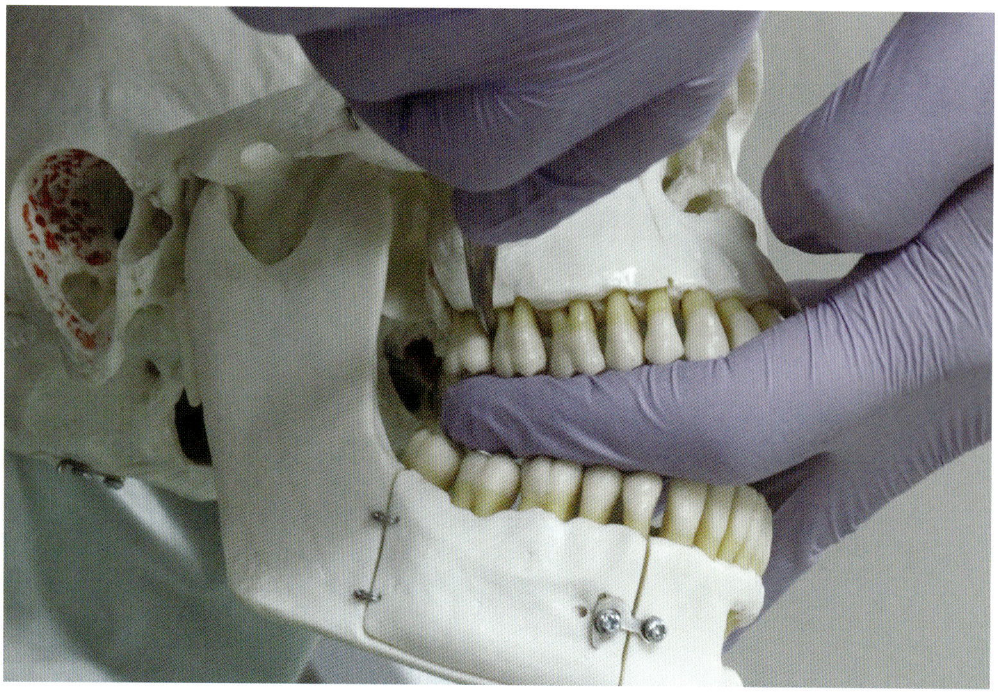

그림 4-4

상악 #8의 발치에서는 대부분 근심협측으로만 발치기자가 들어간다. 또한, 분할발치도 하지 않으므로 근심협측의 치질을 드러내는 것이 성공의 열쇠다. 이 부분의 치근면을 발치기자가 확실히 들어갈 정도로 노출시킨다.

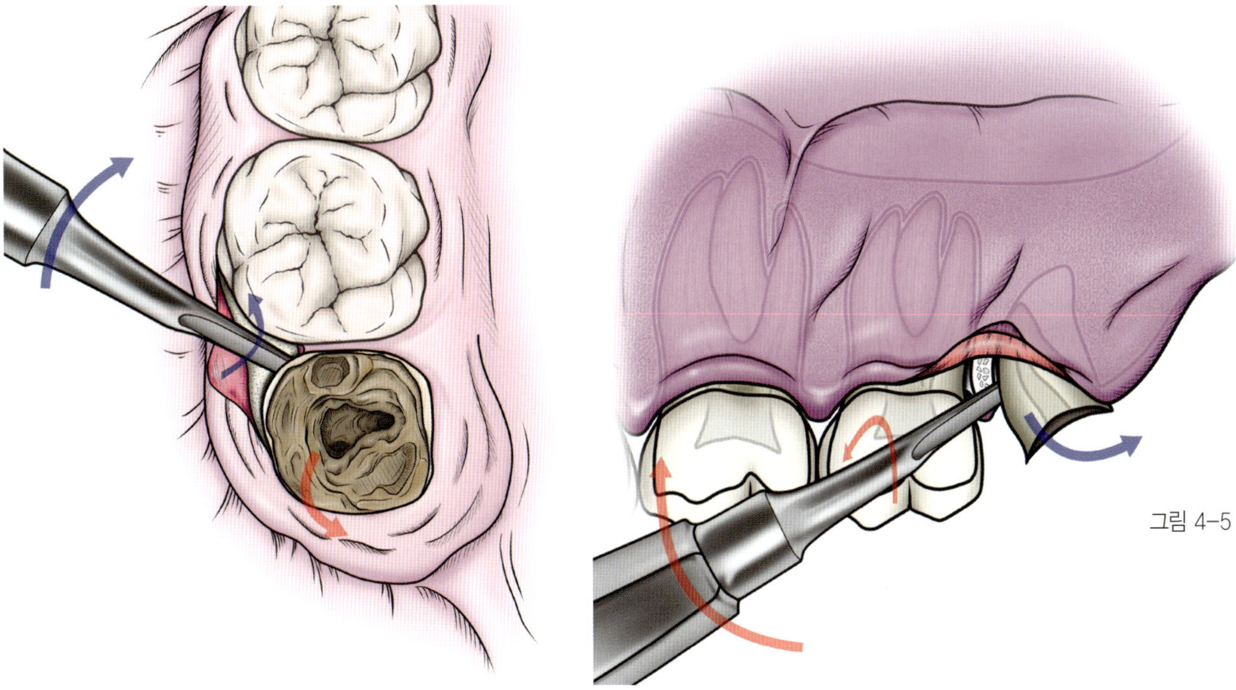

그림 4-5

발치기자를 깊이 삽입하여 치근을 원심협측으로 쓸어내듯 하는 움직임으로 발치한다. 발치기자의 삽입 방향은 치근면에 평행하게 하는 것이 아니라 옆에서 들어가는 것처럼 수평 방향으로 하여 확실히 치질에 힘을 가하도록 한다. 상악의 뼈는 무르므로 충분한 힘이 가해지면 뼈가 휘면서 빠져나오는 경우가 많다.

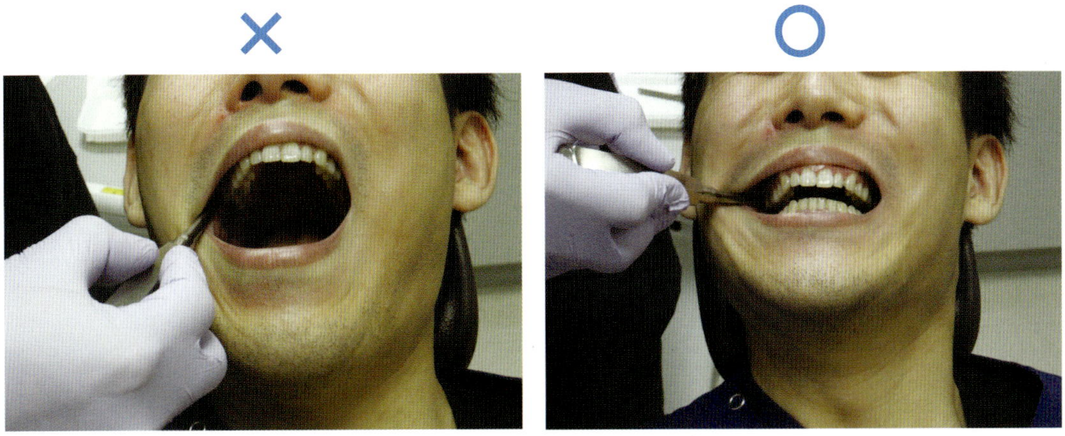

그림 4-6

개구 시(좌)와 폐구 시(우). 개구 시에는 입꼬리가 긴장되어 발치기자가 가로 방향으로 향하게 하기 어려워 무리하면 입꼬리염을 초래한다. 폐구시키면 입꼬리의 긴장이 풀어져 발치기자를 가로 방향으로 향하게 하기 쉽다.

Don't

분할은 금기

탈구할 수 없을 때 절대로 해서는 안 되는 것이 분할이다. 분할했는데 근심협측의 피질이 먼저 제거되어 버린 경우는, 발치기자를 걸 부위가 없어져 남은 구개측이나 원심의 치질에 힘을 가할 수 없게 되기 때문이다. 아무리 해도 탈구할 수 없는 경우는 지치 원심의 뼈를 삭제(grinding)하여 탈구에 대한 저항을 줄이도록 대응하는 것이 좋다.

2. 상악 지치 발치: 완전매복의 경우

흔한 상황

움직여도 나오지 않는다.

대책 1

적정한 절개선 설정부터 한다.

상악의 완전매복지치는 가장 어렵다고 느끼는 발치 부위의 하나다. 그 이유는 앞에서 다룬 잔근이나 부분매복과 마찬가지로 '보이지 않고' '닿지 않기' 때문이기도 하지만, 그 밖에 '움직여도 나오지 않는' 상황에 직면하는 경우가 있으므로 우선은 적정한 절개선을 설정하여 보기 쉽게 하는 것이 중요하다. 하악의 매복치보다 절개선을 앞쪽까지 연장하는 것이 좋고, 세로 절개를 넣는 경우는 매복의 정도가 그렇게 깊지 않아도 #7이 아니라 #6의 위치로 설정하는 것이 무난하다(그림 4-7).

또한, 원심의 절개선은 치조정보다 구개측으로 설정하는 것이 봉합하기 쉽고 상처도 잘 치유되는 경우가 많다. 원심의 절개를 협측으로 설정하고, 점막의 치유가 좋지 않을 때는 #7 근심협측의 치은퇴축을 초래하게 되어 후속 치료에 지장을 주게 되므로 피해야 한다(그림 4-8).

적절한 절개선을 넣는 방법(협측면)

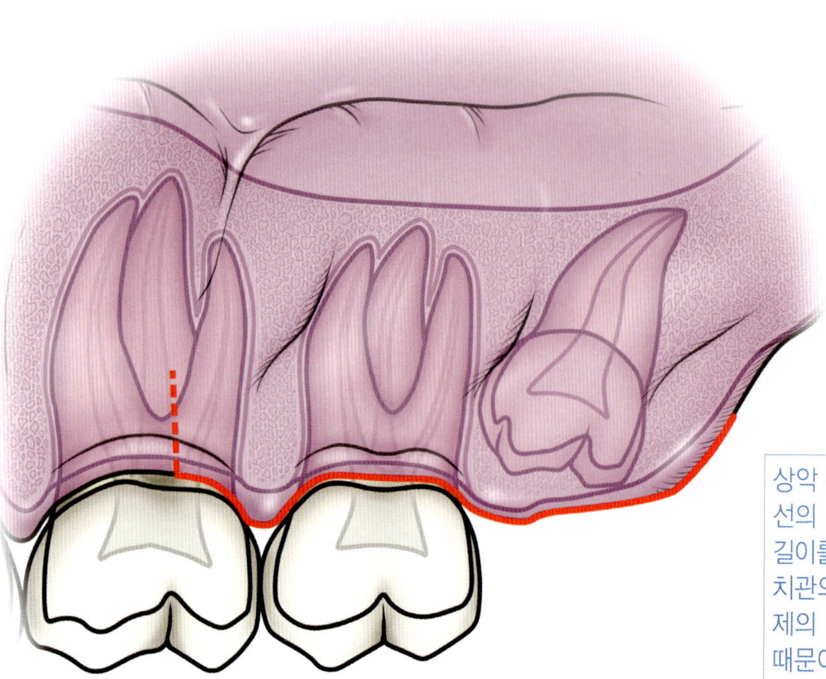

그림 4-7

상악 #8 심부 매복치의 경우이다. 절개선의 설정은 하악에 비해 근·원심적인 길이를 길게 설정해야 한다. 이것은 #8 치관의 위치가 #7에 접하고 있어 골삭제의 범위가 #7에 미치는 경우가 많기 때문이다. 또한 하악에 비해 수술 시야를 확보하기 어려우므로 박리 범위를 넓게 하는 것이 무난하다.

적절한 절개선을 넣는 방법(교합면)

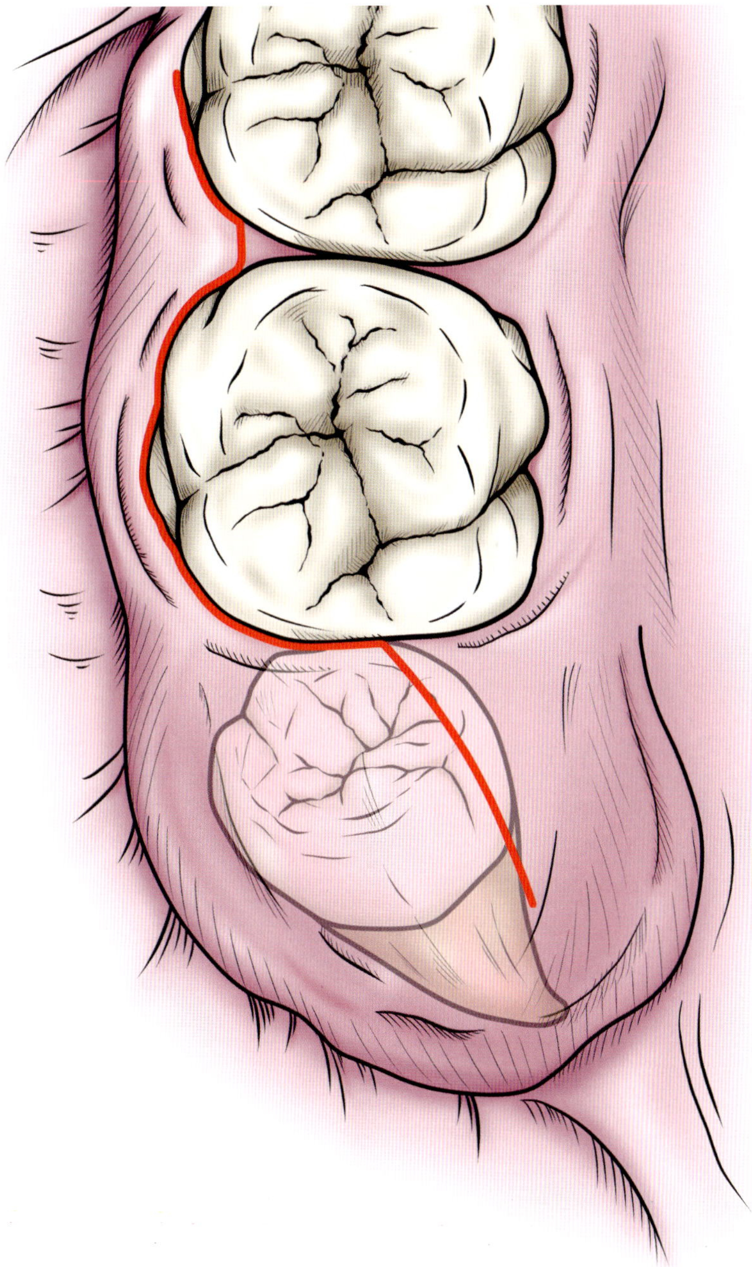

그림 4-8

원심 절개는 약간 구개측 가까이 설정하는 것이 좋다. 근심에서 절개하면 절개선이 발치와(골결손부)의 바로 위가 되어 치은퇴축의 위험성이 증가하며 봉합이나 봉합사 제거가 어렵기 때문이다. 이 부위 절개를 위해 수술칼 선택 시 No.15은 잘 닿지 않으므로 No.12로 하는 것이 좋다.

대책 2

절개·박리 후의 골절제는 본 치즐로 한다.

점막 절개, 박리를 한 후에는 피복되어 있는 뼈가 삭제되는데, 이 골삭제도 '기구가 닿지 않는', '보이지 않는' 환경이 되므로 주의가 필요하다(그림 4-9). 예전부터 본 치즐(bone chisel), 말렛(mallet)을 이용하여 삭제하는 경우가 많이 있는데, 이 부위의 뼈는 매우 얇고 무르므로 반드시 말렛이 필요한 것은 아니고 본 치즐을 조각도처럼 사용하여 깎으면 뼈를 삭제할 수 있다. 말렛의 진동은 뇌진탕을 일으킬 정도이므로 최소한으로 하도록 주의해야 한다.

골삭제 범위의 기준은 앞서 이야기한 부분매복치와 마찬가지로 근심협측우각부의 치경부가 되며, 이 위치까지 박리·골삭제를 하면 그 다음은 가늘고 구부러진 발치기자를 삽입하여 앞에서와 마찬가지로 원심협측으로 쓰러뜨리거나 긁어내듯이 힘을 가하면 발치할 수 있다(그림 4-10~4-13). 매복지치 원심의 뼈가 간섭하여 빠지지 않는 경우도 있으므로 그 때는 후방의 뼈를 삭제하는 것으로 대응할 수 있다.

점막골막피판(mucoperiosteal flap)의 박리 거상(젖힘)

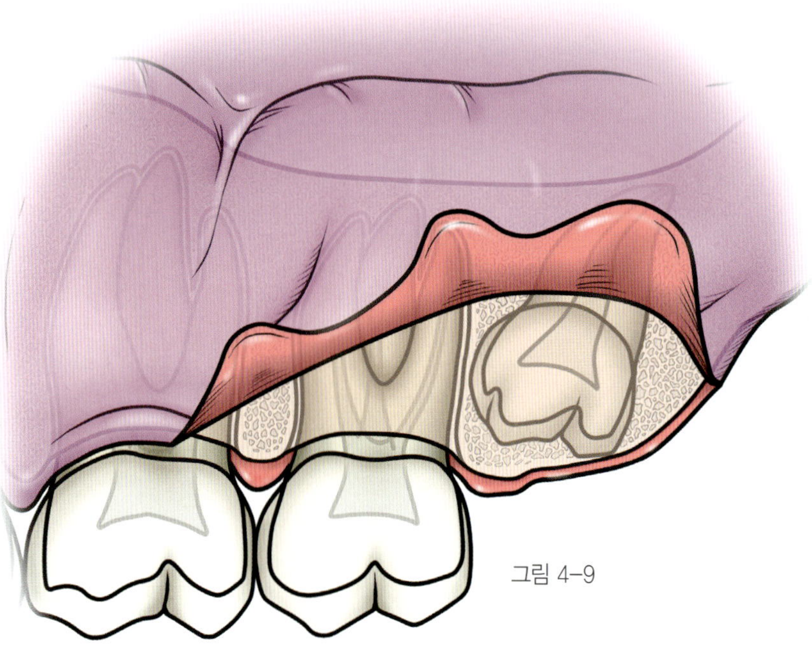

그림 4-9

점막골막피판의 박리 거상이다. 매복치를 발치할 때는 원심의 공간이 필요하므로 원심(상악 결절부)의 박리도 충분히 해야 한다.

골삭제 테크닉

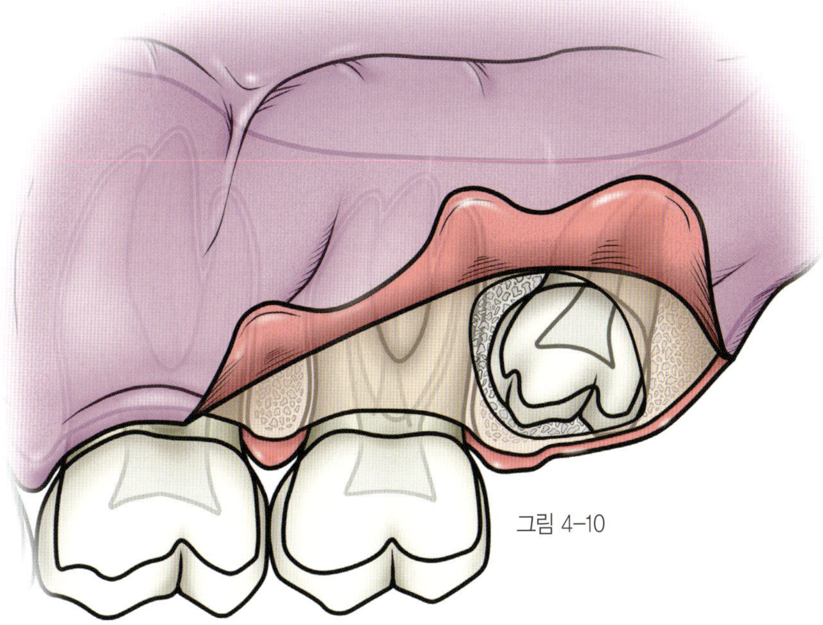

그림 4-10

골삭제를 할 때 말렛을 사용하지 않아도 본 치즐을 조각도처럼 사용하면 뼈는 깎인다. 골삭제 범위의 기준은, 치관의 최대 팽융부에서 치경부에 걸쳐 있는 치질이 노출될 수 있는 범위다. 상악 #8의 잔근과 마찬가지로 발치기자가 강하게 걸리는 부위를 노출시키는 것이 성공의 열쇠가 된다.

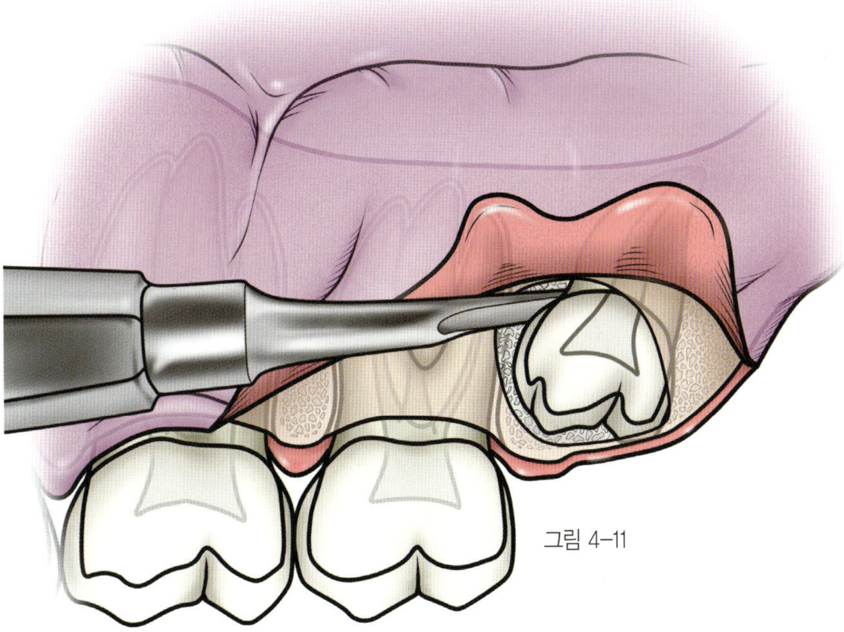

그림 4-11

발치기자는 가장 가는 #5 중에서 구부러진 것을 선택하여, 노출된 치관의 팽융부를 따라 힘을 가할 부위까지 삽입한다.

발치의 테크닉

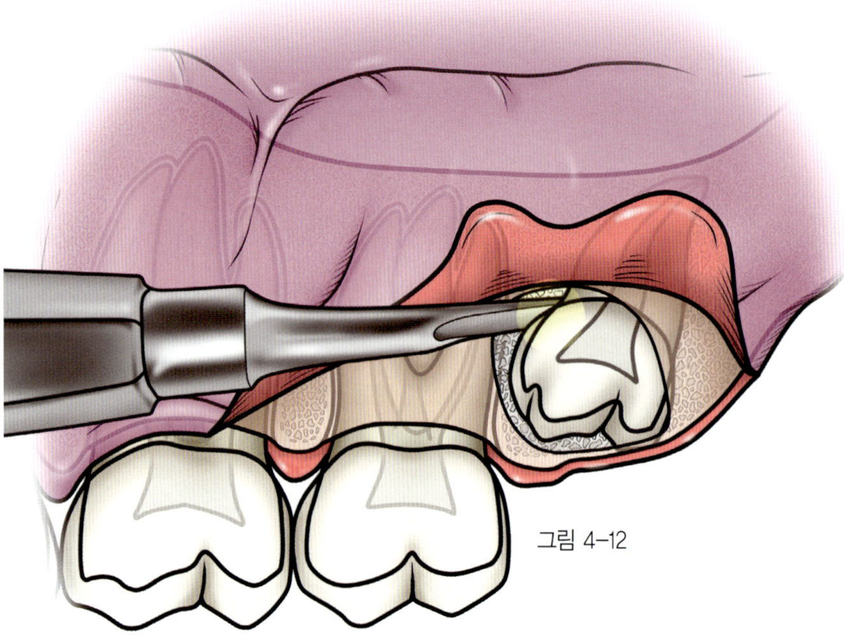

그림 4-12

노란색 영역과 같이 힘을 가할 부위에 삽입할 수 있었으면 발치기자의 움직임에 따라 치관도 움직이는 것을 확인할 수 있다. 눈으로 확인할 수 없을 때는 다른 손 검지손가락을 상악 결절부에 대고 치관의 움직임을 감지한다.

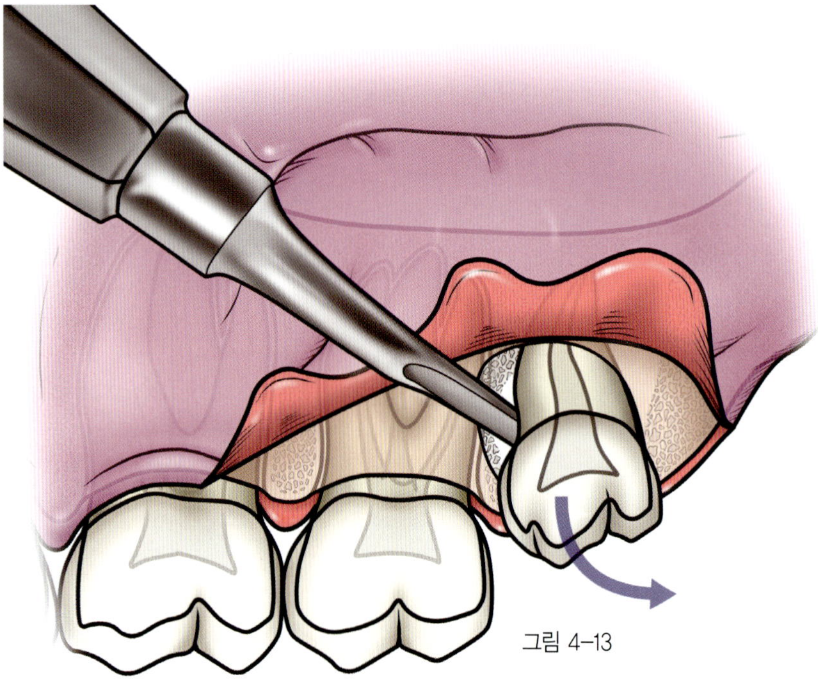

그림 4-13

발치기자가 걸린 것을 확인한 후에는 상악 #8 잔근의 발치와 마찬가지로 원심협측으로 쓸어내듯이 발치한다. 일반적으로 치근은 원심을 향해 구부러져 있으므로 원심 방향으로 힘을 가하면 발치할 수 있는 경우가 많다.

3. 발치 후의 확인 사항

1 발치 후의 포인트

☑ 문진이나 X-ray 영상에 의한 수술 전 평가가 중요하다.

☞ 심부 매복치의 발치 후에는 상악동 천공이 우려된다. 큐렛(curette) 등으로 상악동 바닥의 뼈가 느껴지지 않거나, 발치와에서 구멍 안이 보이는 등의 소견이 있었던 경우는 침착하게 단단히 봉합한다. 완전매복이면 연조직을 빈틈없이 봉합하는 것으로 상악동 천공은 피할 수 있다. 또한 부분매복 등의 경우는 가급적 폐쇄한다. 이러한 상황에 쉽게 대응하기 위해서라도 전방 절개는 약간 근심측으로 설정하는 것이 좋다.

상악동 천공이 확인 또는 강하게 의심되었을 때

약 2주간은 상악동 내압을 상승시키는 행위(격한 양치질, 코 풀기, 재채기)를 피한다.

• 클래리스로마이신(clarithromycin) 400mg/일 2~4주간 투여

☑ 지치 주위골의 위치 변화

☞ 상악 지치는 기본적으로는 분할하지 않고 발치하므로, 지치를 발치할 때 주위골이 변형되는 경우가 많다. 변형되거나 분리된 뼈를 그대로 둔 경우는 봉합 시에 창상면이 맞지 않아 곤란해지거나, 수술 후에 뼈의 날카로운 부분이 남는 것으로 인한 문제가 생긴다. 이러한 일을 피하기 위해서라도 봉합 전에 손가락으로 발치와 주위의 뼈를 만져 보는 것이 중요하다. 특히 협측의 뼈가 바깥으로 이동하는 경우가 많으므로, 손가락으로 확실히 되돌린 다음 봉합한다.

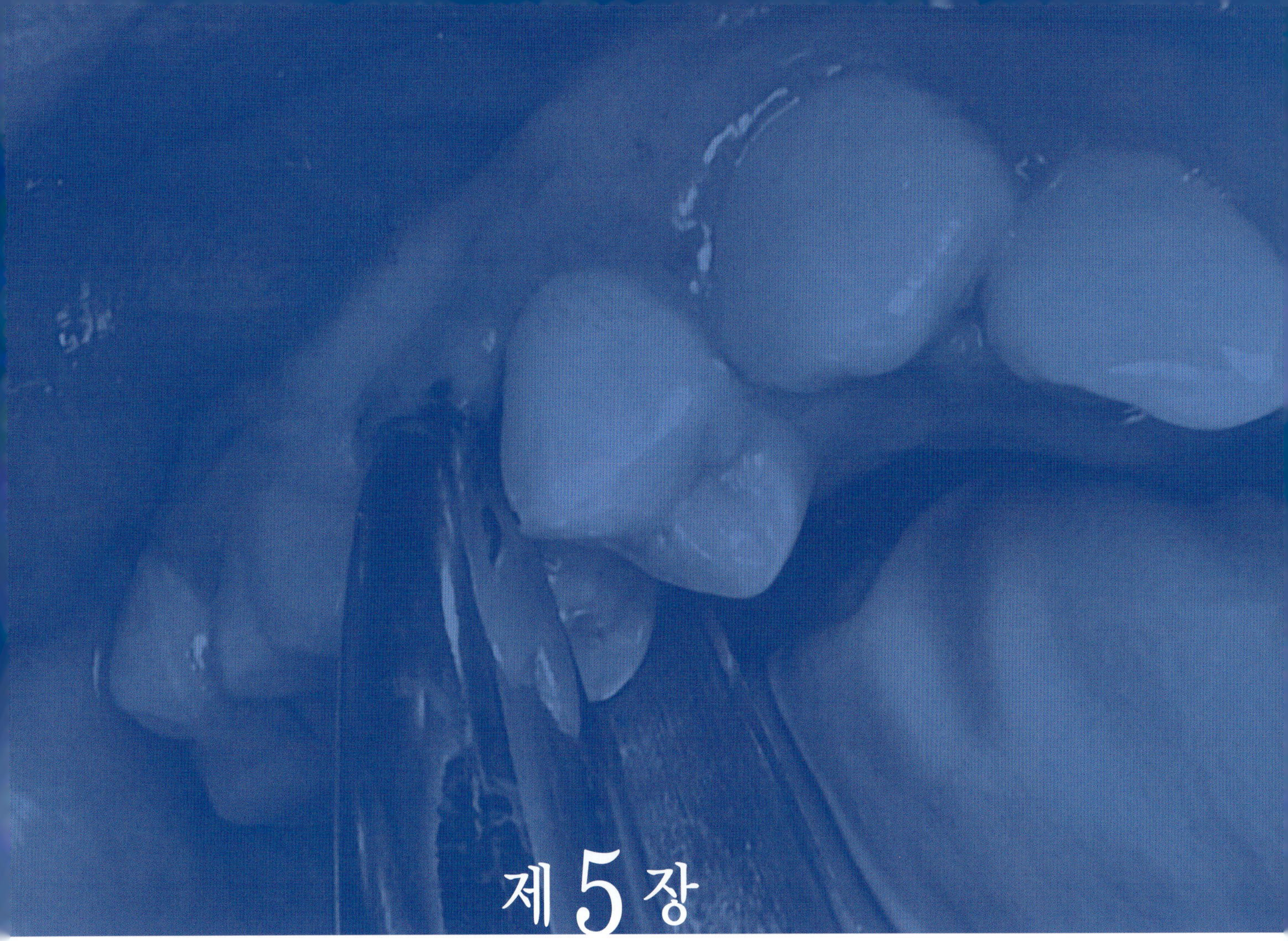

제 5 장

하악 매복지치의 발치

1. 하악 수평매복지치의 기본 술식과 요점

1 각 step을 확실하게 처리하는 것의 중요성

하악 수평매복지치의 발치는 치조 외과 수술의 모든 요소가 들어 있는 수술이며, 하나하나의 step을 확실히 처리할 필요가 있다.

Step 1

절개: 필요한 박리 범위를 확보한다.

원심 절개의 절개선은 #7 원심의 중앙에서 약간 바깥으로 경사지게 하는 것이 일반적이다(그림 5-1). 근심에 대해서는 세로 절개를 하는 경우와 하지 않는 경우가 있다. 세로 절개를 하는 경우는 발치에 따라 예상되는 골삭제 범위에서 3~5mm 정도 떨어진 위치에 설정하는 것이 기본이다(그림 5-2). 세로 절개를 하지 않는 경우는 근심측으로 치은구(gingival sulcus) 절개를 연장하면 같은 박리 범위를 얻을 수 있다(그림 5-3).

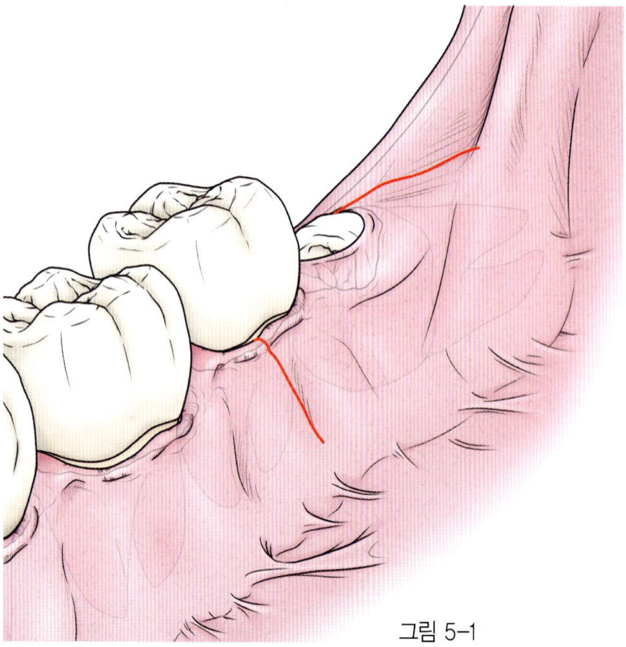

그림 5-1

점막 절개

근심에 세로 절개

넣는 설정

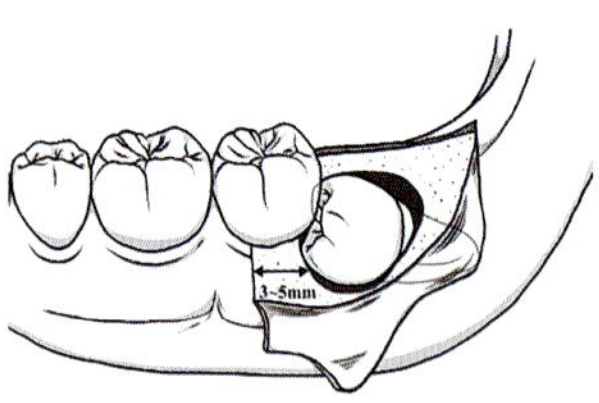

그림 5-2

세로 절개의 설정 위치. 예상된 골절제 범위에서 3~5mm 떨어진 위치에 세로 절개를 설정한다. 절개선이 골결손 부위의 바로 위이거나 근접한 경우 창상열개(wound dehiscence)가 일어나기 쉬우며 골면으로부터 혈류도 얻을 수 없게 되는 단점이 있다. 또한 절개 부위의 창상열개가 일어났을 때는 치은퇴축(gingival recession)이 일어나므로 골결손부에서 떼어 놓을 필요가 있다.

넣지 않는 설정

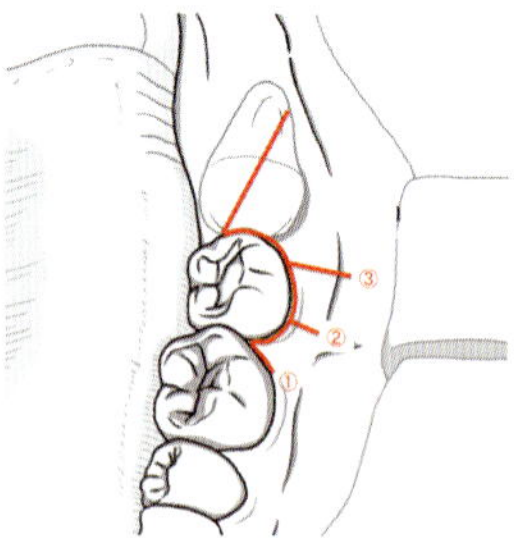

그림 5-3

하악 매복지치 발치의 절개선이다. 어떠한 절개선이라도 박리할 수 있는 수술 시야는 같다.

Step 2 박리: 원심·상방으로 부드럽게 한다.

골막박리자로 골막을 뼈에서 박리한다. 치은연으로부터 아래쪽으로 박리하면 치은이 찢어지므로, 약간 치근첨 쪽으로부터 확실히 골면이라고 할 수 있는 곳에서 한 번 골막을 벗겨내고 거기에서 원심·위쪽으로 박리를 진행하면 부드럽게 박리할 수 있다(그림 5-4, 5-5).

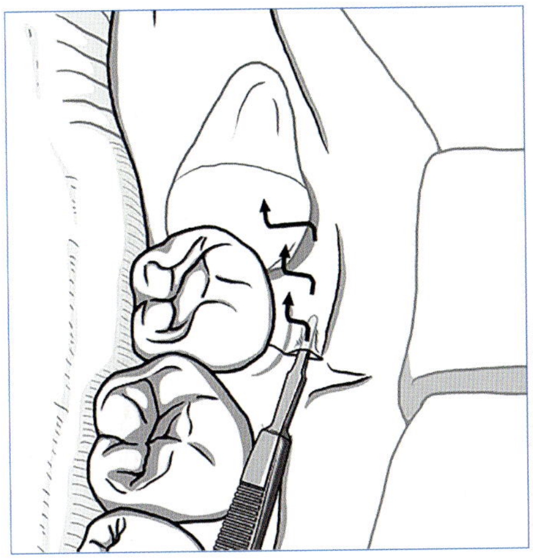

그림 5-4

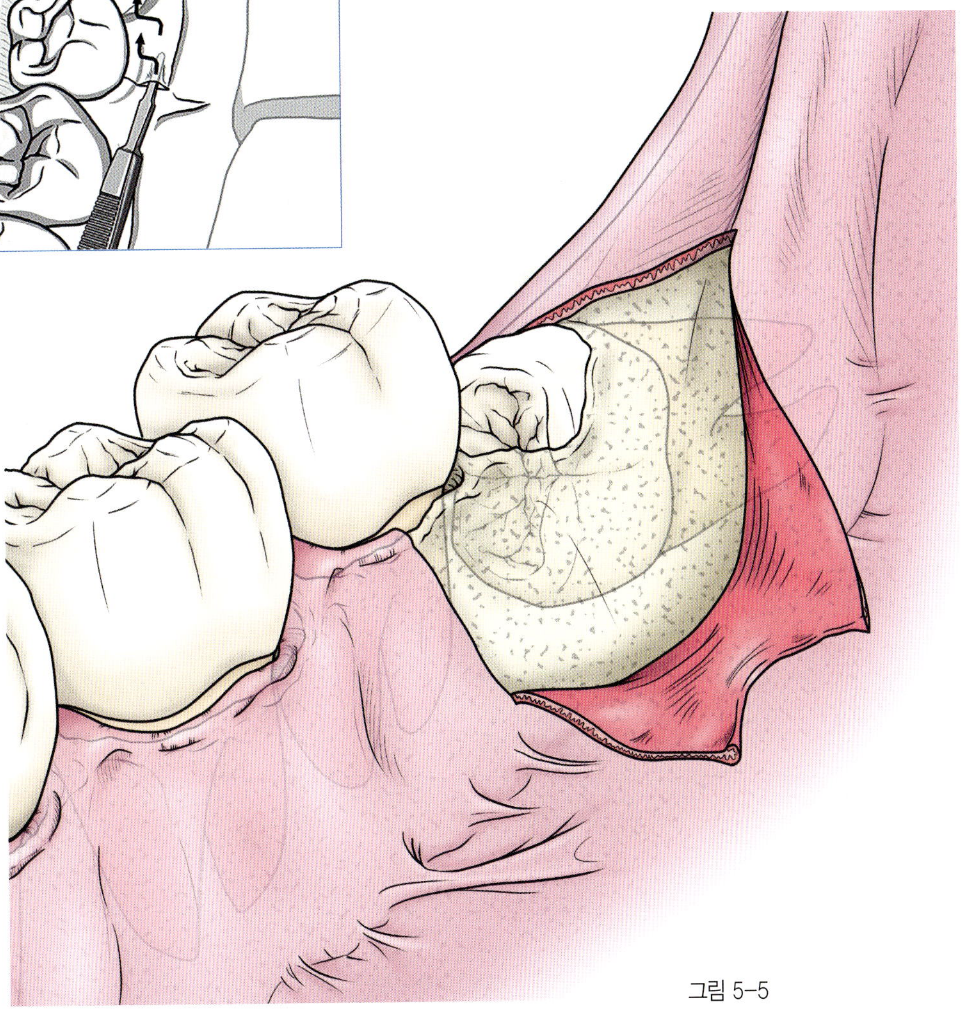

그림 5-5

점막골막피판의 박리 거상

Step 3

골삭제: 최대 풍융부에서부터 치경부를 노출시킬 수 있는 범위로 한다.

라운드 버(Round bur)로 치관 주위를 덮고 있는 뼈를 삭제한다. 삭제의 기준은 최대 풍융부에서 치경부를 드러낼 수 있는 범위로 한다(그림 5-6). 그리고 피셔 버(fissure bur)로 치근면을 따라 협측의 고랑을 만들어 두면 탈구할 때 발치기자를 삽입하기 쉬워진다.

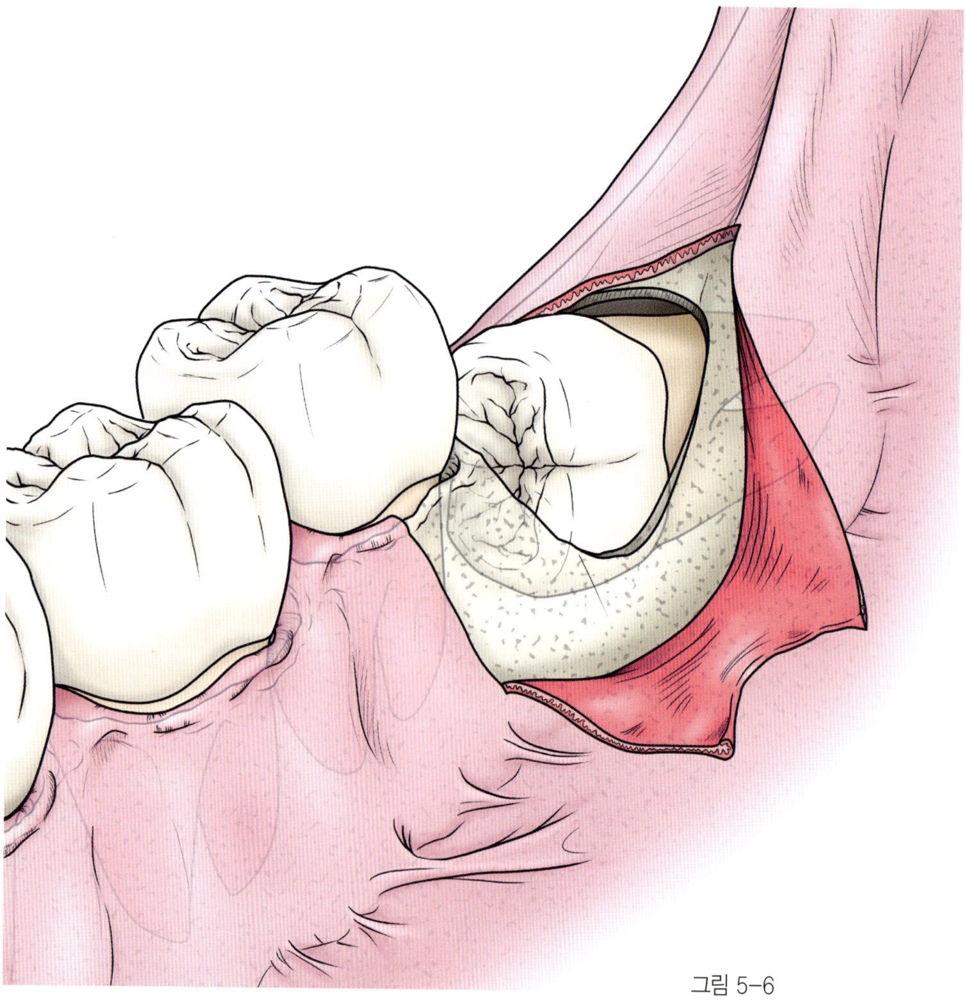

그림 5-6

골삭제

Step 4

치관-치근 분할: 분할선을 적정하게 한다.

제크리아 버(Zekrya bur)로 치관-치근(crown-root) 분할을 실시한다. 위 방향에 대해 언더컷이 없는 각도로 가급적 뒤쪽에서 실시해야 치근의 발치 공간을 확보할 수 있다(그림 5-7). 이 조작은 초보자일수록 잘 안 되는 경우가 많으므로 분할 방법에 대해서는 뒤에 다룬다(제5장 '2. 치관-치근 분할 관리의 중요성' 참조).

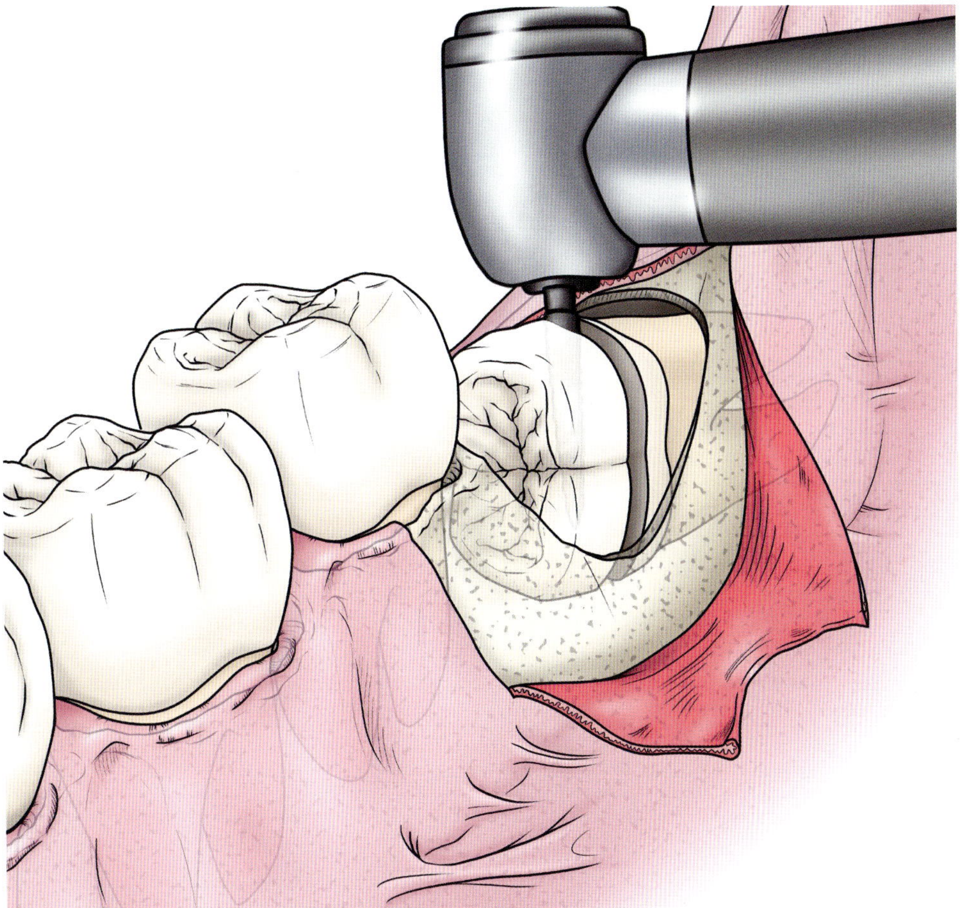

그림 5-7

치관-치근 분할

Step 5

치관 발치: 발치기자로 위쪽으로 발치한다.

분할선이 적절하게 만들어져 있으면 치관은 발치기자를 사용하여 위쪽으로 발치할 수 있다(그림 5-8). 치관이 전방 #7의 치경부에 파고든 상태의 경우 위쪽으로 발치하기 어려운 예도 있다. 그때는 치관을 더욱 분할하여 제거한다.

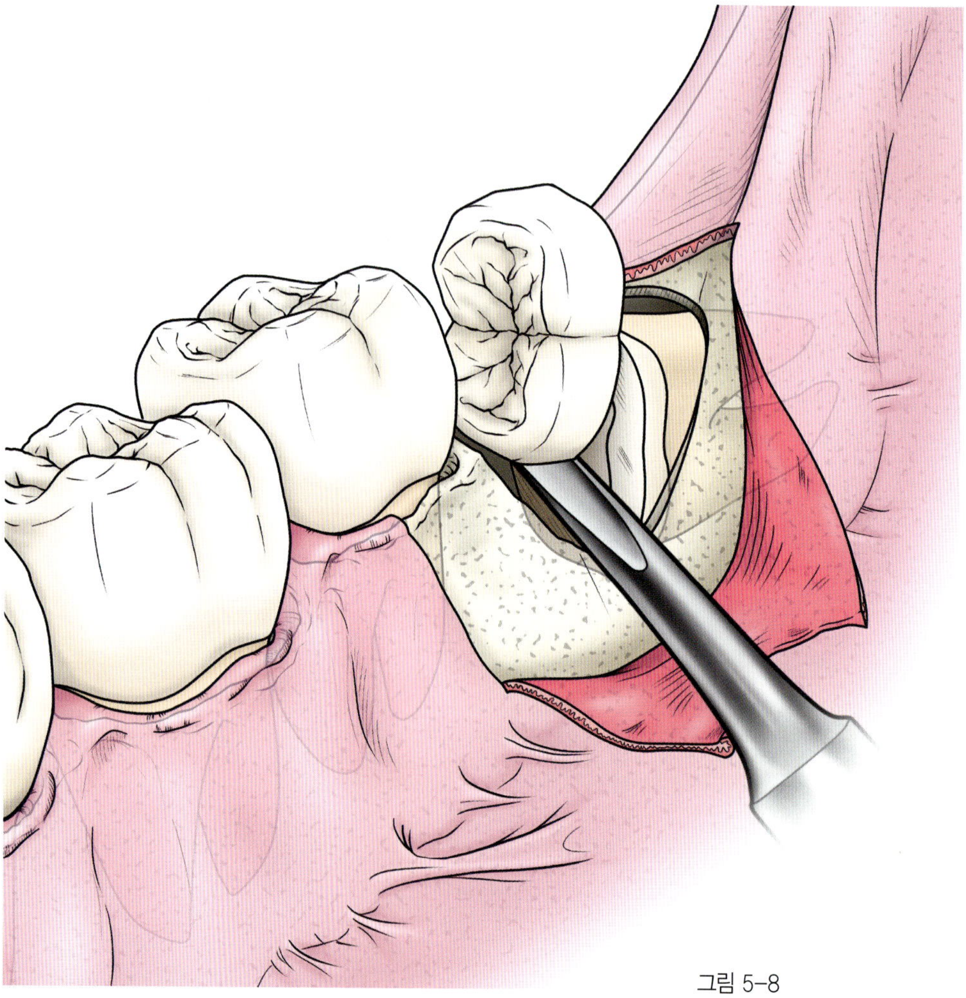

그림 5-8

치관 제거

Step 6

치근 발치: 치관 제거 공간을 활용한다.

치관을 제거한 공간을 이용하여 치근을 탈구, 발치한다(그림 5-9). 이 조작에 어려움을 겪는 경우도 많으므로 그 패턴에 대해서는 나중에 다룬다.

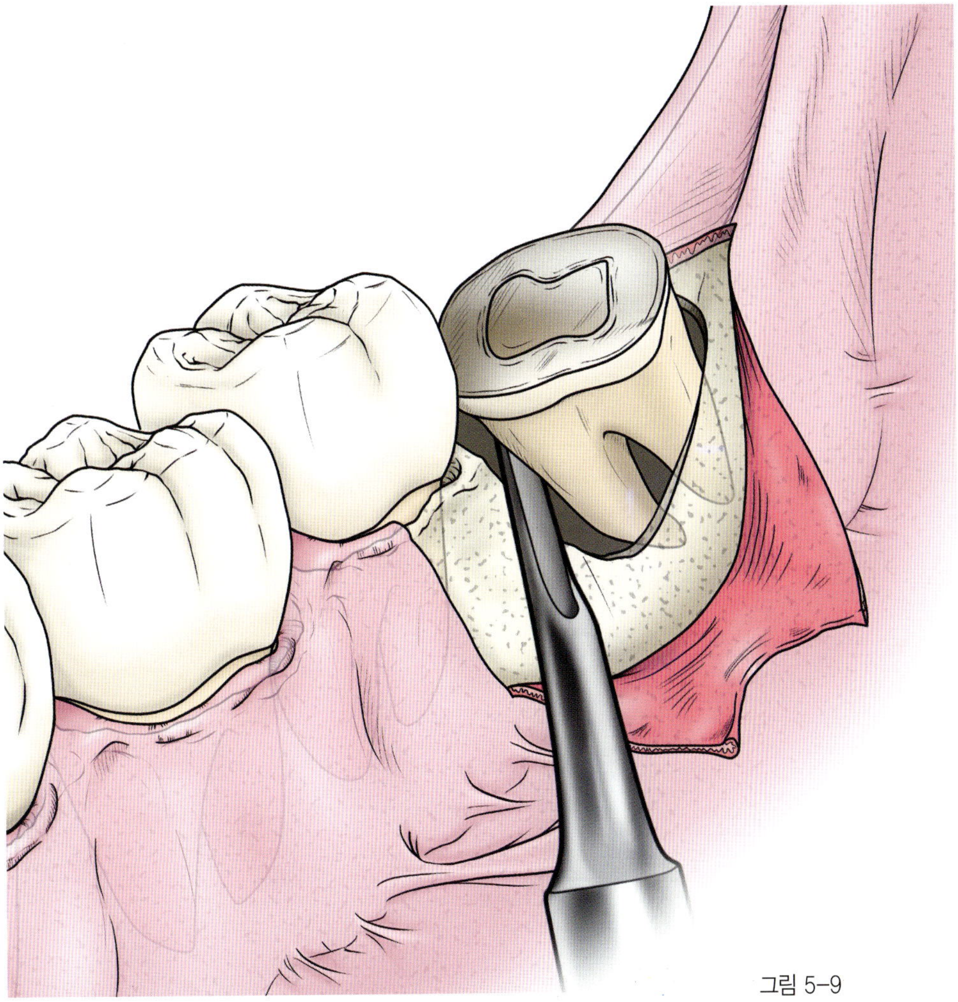

그림 5-9

치근 제거

Step 7

소파·세정: 지혈을 확실하게 완료한다.

매복지치에서 치근첨병소가 있는 경우는 적으며, 대부분은 치관 주위에 감염성 육아조직 또는 낭포형 조직을 나타내는 경우가 많다. 이러한 조직을 큐렛(curette)으로 확실히 소파하여 제거하고 지혈이 완료된 것을 확인한다.

Step 8

봉합: 세로 절개 부위의 봉합에는 요령이 있다.

원심 절개의 봉합은 봉합침 사용이 쉬운 위치이므로 특별히 어려움을 느낄 일이 없지만, 세로 절개 부위의 봉합은 경험이 필요하다. 절개선 바로 옆에 봉합침을 통과시키려고 하면 입꼬리 부위가 방해가 되어 지침기를 제어하기 어렵다. 그에 대응하기 위해, 부착한 쪽의 근심측 봉합침 사용 시 약간 아래쪽으로부터 골막마다 집으면서 하면 쉽다(그림 5-10, 5-11). 그 밖의 방법으로서는 수평 매트리스 봉합(horizontal mattress suture)을 응용한 방법도 유용하다(그림 5-12).

구각에 방해받지 않고 할 수 있는 세로 절개 봉합의 방법

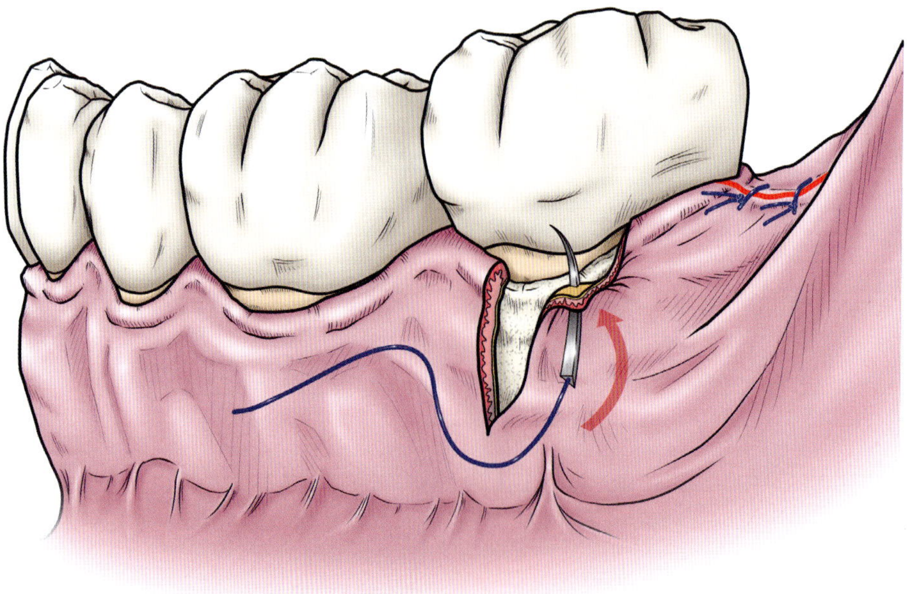

피판측의 치은연 절단면에 봉합침을 전층에 걸쳐 자입한다.

그림 5-10

이어서 근심측 절단면의 조금 치근첨으로 치우친 쪽에서 치관 방향으로 전층에 걸쳐 봉합침을 통과시킨다. 절개선에 대해 수직으로 봉합침을 통과시키기에는 손의 각도가 어려우므로 약간 아래에서 위쪽으로 봉합침을 통과시키면 제어하기 쉬워진다.

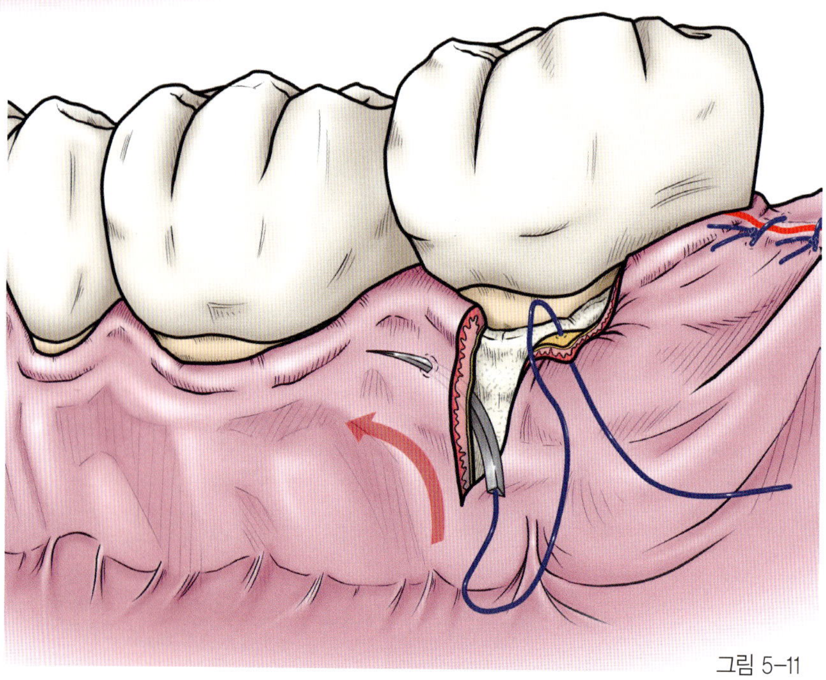

그림 5-11

수평 매트리스 봉합을 응용한 세로 절개의 봉합 방법

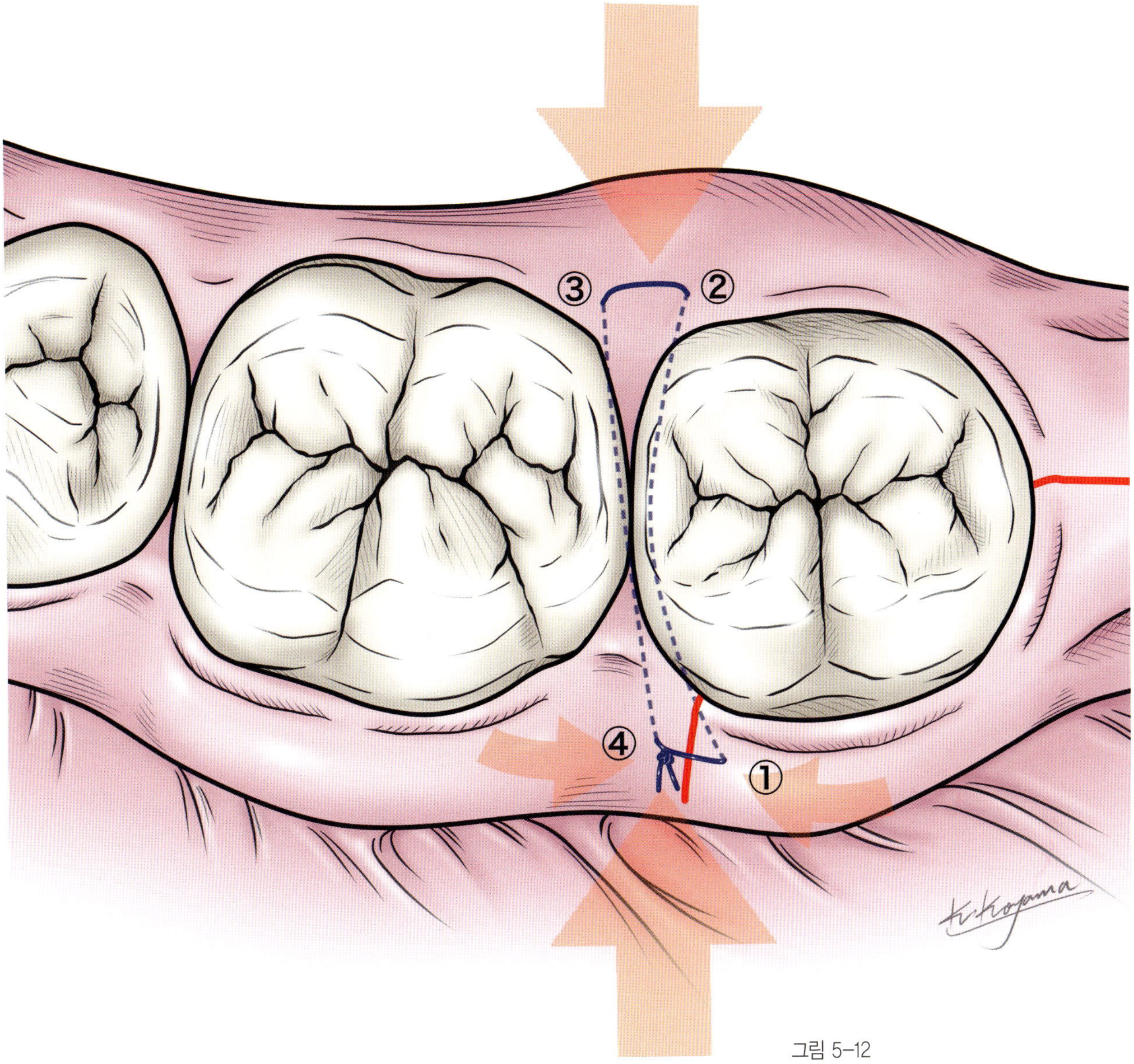

그림 5-12

약간 구부러진 봉합침을 사용하는 방법이다. 이 방법으로 하면 근·원심적으로 가까워질 뿐만 아니라 협·설적으로도 힘을 가할 수 있다는 장점이 있다. 일반적인 ①과 ④만의 봉합으로, 잇몸이 찢어진 경우나 창상면이 맞지 않을 때 응용하면 좋다.

2. 치관-치근 분할 관리의 중요성

1 치관-치근 분할을 안전하게 실시하기 위한 중요 사항과 분할 테크닉

Point 1

매복치의 아래쪽 공간을 확인한다.

대부분의 수련의나 초보 의사가 발치에서 최초로 느끼는 것은 치관-치근 분할의 어려움이다. 이 분할이 불충분하면 치관을 제거할 수 없다. 제거할 수 있어도 공간이 없어 치근이 빠지지 않아서 중단되거나 발치 시간을 지연시킨다.

그 이유는 아래에 있는 하치조신경(inferior alveolar nerve)의 존재와 설측 설신경 손상에 대한 두려움 때문이다. 우선 아래쪽에 대한 관리로서 #7 원심치근, 하악관, #8 치관의 하연이 만드는 삼각형을 확인한다. 그 삼각형을 확실히 확인할 수 있을 때는 아래쪽에 공간이 있다고 판단하여 확실히 치관 아래까지 절단하려는 의식이 필요하다(그림 5-13, 5-14). 버의 끝이 뼈까지 도달해도 하악관을 손상시키지 않는다는 의식이 중요하다(그림 5-15~5-17). 만약 그 삼각형을 확인할 수 없을 정도로 치관과 하악관이 접하고 있을 때는 버의 끝은 뼈까지 도달하면 안 된다는 의식하에 제크리아 버(Zekrya bur)의 칼날 부분이 완전히 묻히지 않도록 주의한다(그림 5-18~5-20). 이 경우는 치관의 아래쪽이 남아 있다는 것을 전제로 그 이외의 부위, 특히 설측의 치질을 확실히 제거할 수 있으면 분할을 완료할 수 있다.

삼각형 공간의 유·무를 사전에 확인하는 것이 중요

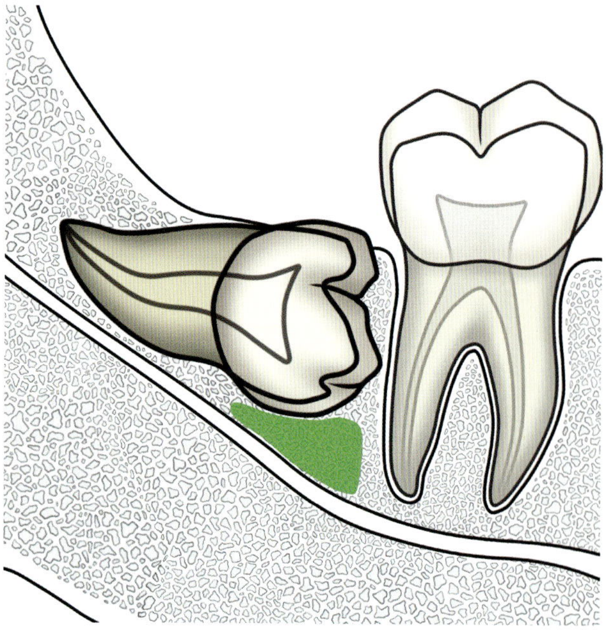

그림 5-13

수평매복치의 매복 상태를 확인한다. 치관과 하악관 사이에 공간이 있는지 확인한다. 초록색 부분과 같은 공간이 있는 경우이다.

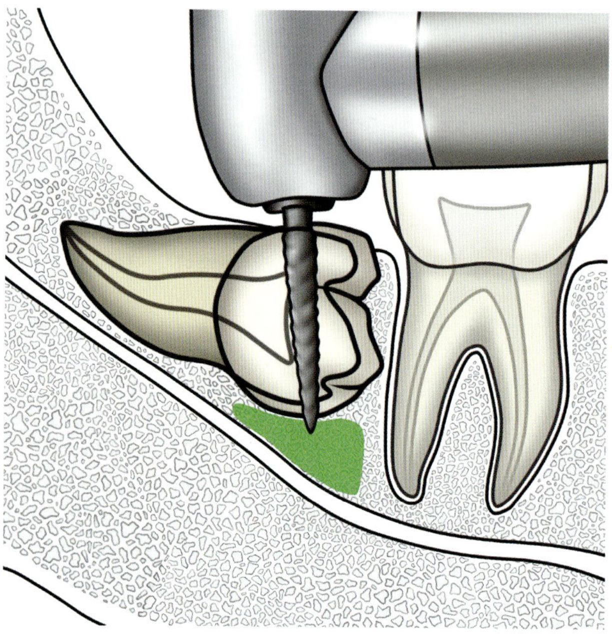

그림 5-14

공간이 있는 경우이다. 제크리아 버의 칼날 길이는 1cm 정도이므로 칼날 밑동까지 넣어도 안전하다. 버의 끝이 아래쪽의 뼈에 닿아도 하치조신경·혈관다발이 손상되지 않는다.

삼각형 공간이 있는 경우

치관-치근 분할 시 버의 움직임이다. 일반적으로는 협측에서부터 분할을 시작한다.

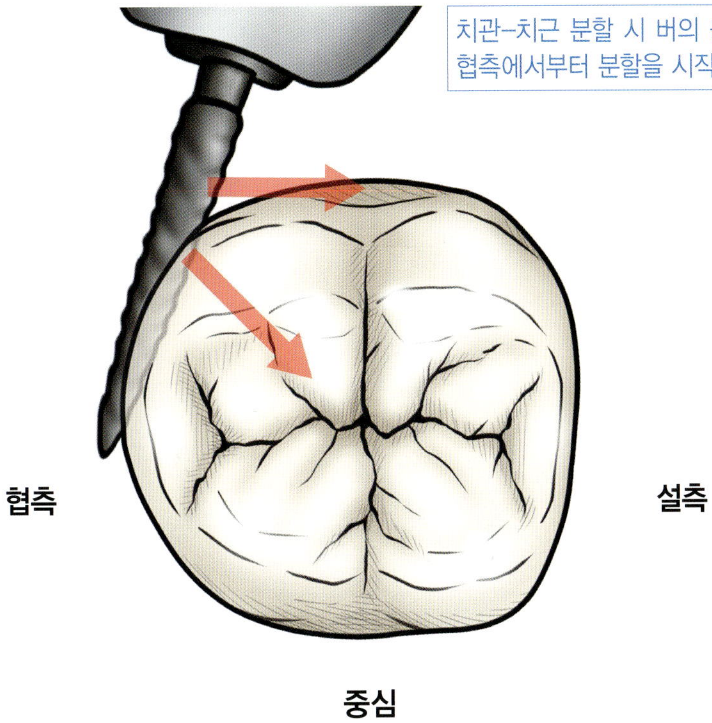

그림 5-15

협측에서 가운데까지는 헤드가 들어가기 쉬워 잇몸이 말려들어가거나 혹은 설측으로 빠져나가거나 손상될 걱정이 없으므로 수평 이동으로 해도 좋다.

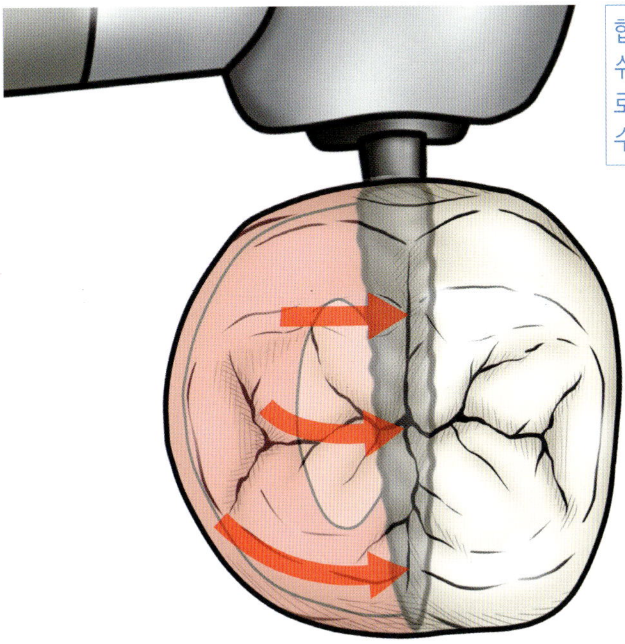

그림 5-16

설측의 삭제에서는 설측 점막이 말려들어가거나 뼈의 간섭 등으로 인해 수평 이동이 어렵다. 따라서 가운데에서 설측까지는 칼의 밑동을 중심으로 한 회전 이동으로 깎으면 안전하다.

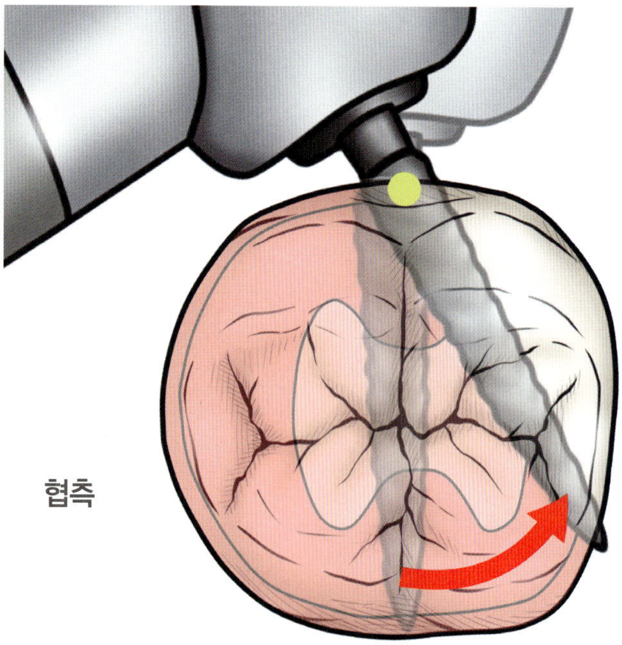

그림 5-17

삼각형의 공간이 없는 경우

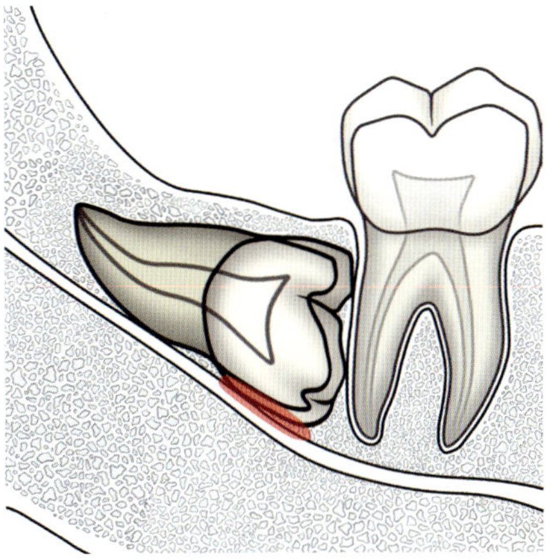

그림 5-18

수평매복치의 매복 상태를 확인한다. 빨간색 표시 부분과 같이 공간이 없는 경우이다.

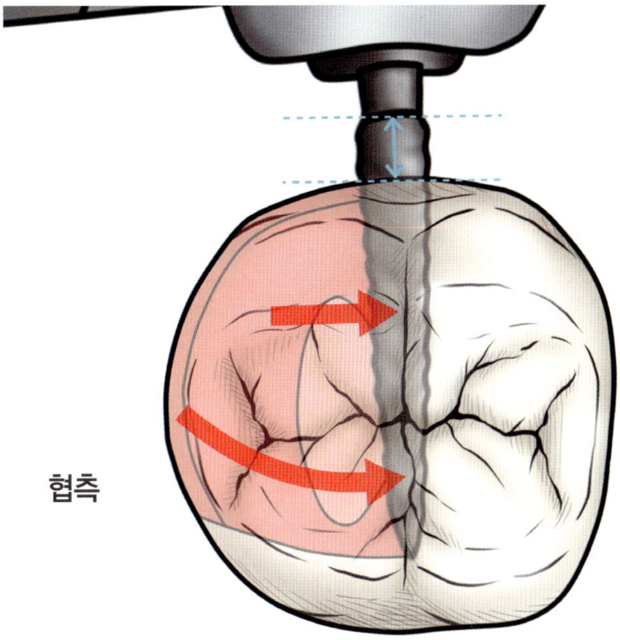

그림 5-19

협측에서 가운데까지는 수평 이동으로 해도 좋지만 깊이에는 주의가 필요하다. 칼날 부분을 약간 남기고 치질을 삭제하는 것이 안전하다.

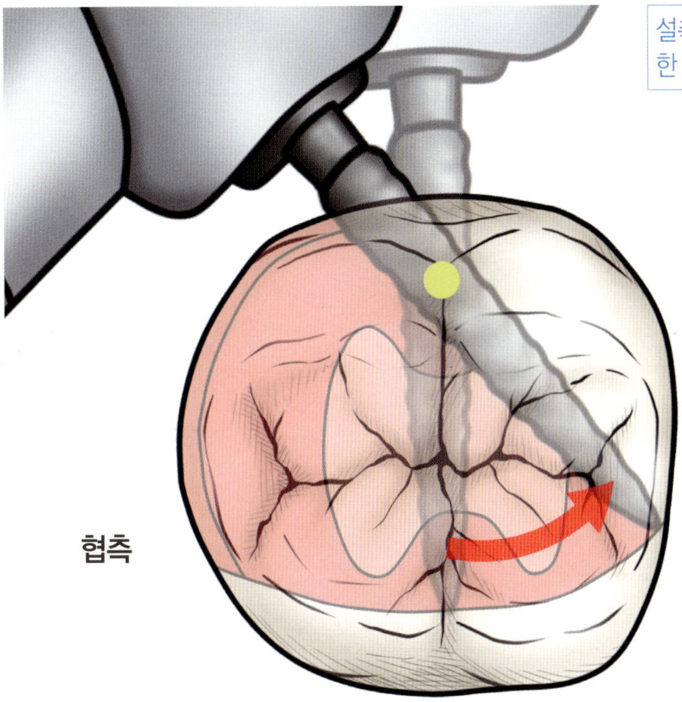

그림 5-20

설측의 삭제는 칼날의 밑동이나 약간 아래쪽을 중심으로 한 회전 이동으로 깎는 것이 안전하다.

Point 2

설측 분할 시의 주의점과 테크닉

설측은 가운데에서 협측 반 정도까지는 특별히 공포감 없이 삭제할 수 있으므로 평행 이동으로 버를 가운데까지 이동시킨다. 거기에서부터 설측으로의 절삭에서는 평행 이동을 그대로 진행시키면 설측치은을 말려들게 할 위험이 있으므로 가운데 부분을 중심으로 회전운동으로 설측치질을 삭제해 간다. 충분한 깊이에서 버를 이동하면 설측에 천공하지 않고 설측치질을 절삭할 수 있다. 남은 설측 위쪽의 치질도 깎고 싶을 때는 제크리아 버(Zekrya bur)를 안쪽으로 더욱 눕혀서 사용해도 좋지만 그 조작이 어려워지므로 치관 제거용 카바이드 버(carbide bur)와 같이 칼날의 길이가 짧은 버를 선택하면 비교적 안전하게 절삭할 수 있다(그림 5-21~5-23).

설측 위쪽 잔존 치질의 삭제 방법

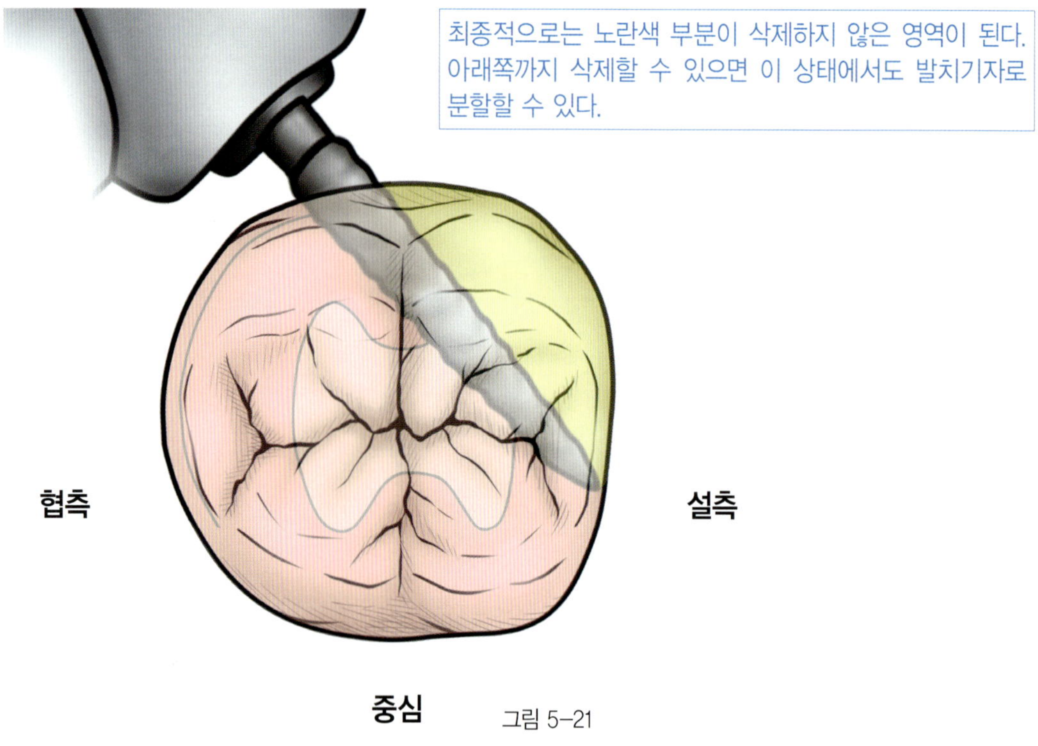

그림 5-21

방법 ①

노란색 부분을 삭제할 때는 헤드를 더욱 가로로 눕혀 삭제한다. 이때는 설측을 찌르거나 주위 연조직이 말려들어가지 않도록 주의한다.

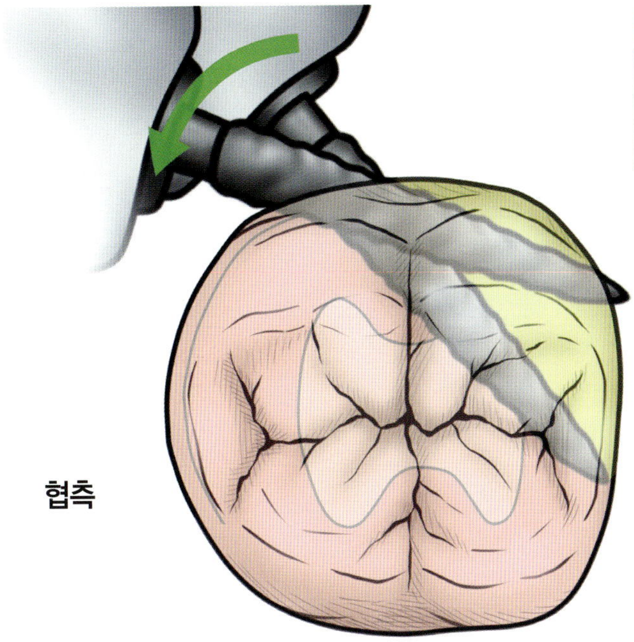

그림 5-22

방법 ②

노란색 부분을 삭제하는 또 하나의 방법으로서 칼날의 길이가 짧은 버를 선택한다. 치관 제거용 카바이드 버 등을 사용하면 헤드를 옆으로 많이 눕히지 않고 설측을 찌르거나, 연조직이 말려들어 갈 위험성을 피하면서 조작할 수 있다.

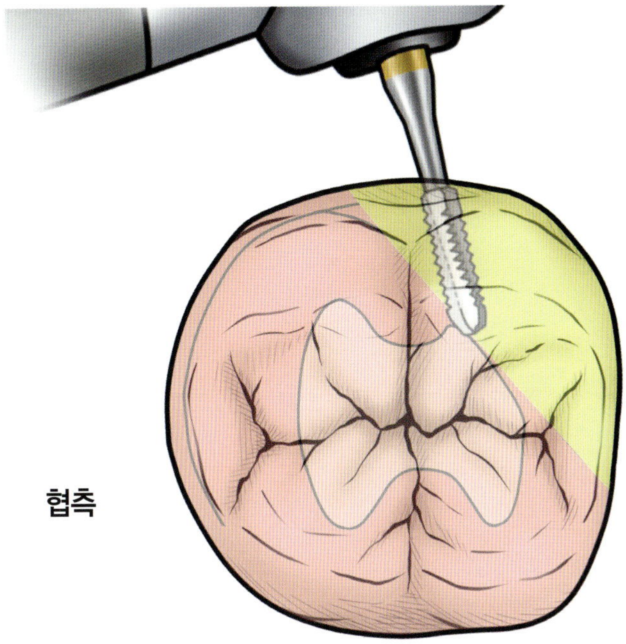

그림 5-23

2 분할선을 적정하게 정하기 위한 주의점과 분할 테크닉

분할의 방향에 대해서는 분할선의 교합면에서의 방향을 고려하면 좋다. 초보자일수록 분할선이 설측으로 갈수록 근심에 가까워지는 일이 많다(그림 5-24, 5-25). 이 경우는 비록 분할하여 치관을 제거할 수 있다 해도 설측의 치질이 많이 남아 협측으로부터의 발치기자에 대한 저항력이 심한 상황에 빠지게 된다. 이것은 앞서 난발치에서 이야기한 것처럼 탈구시키고 싶을 때는 발치기자를 넣는 부위의 반대측 치아(뼈)의 볼륨을 고려한다고 이야기한 것과 같은 상황이며, 매복 발치에서 어려움을 겪는 원인이 되는 가장 많은 상황 중 하나다. 협측치질을 남겨 발치기자를 확실히 걸기 쉬운 상황을 만들면서 설측의 저항을 어떻게 줄이는지가 중요하다(그림 5-26~5-29).

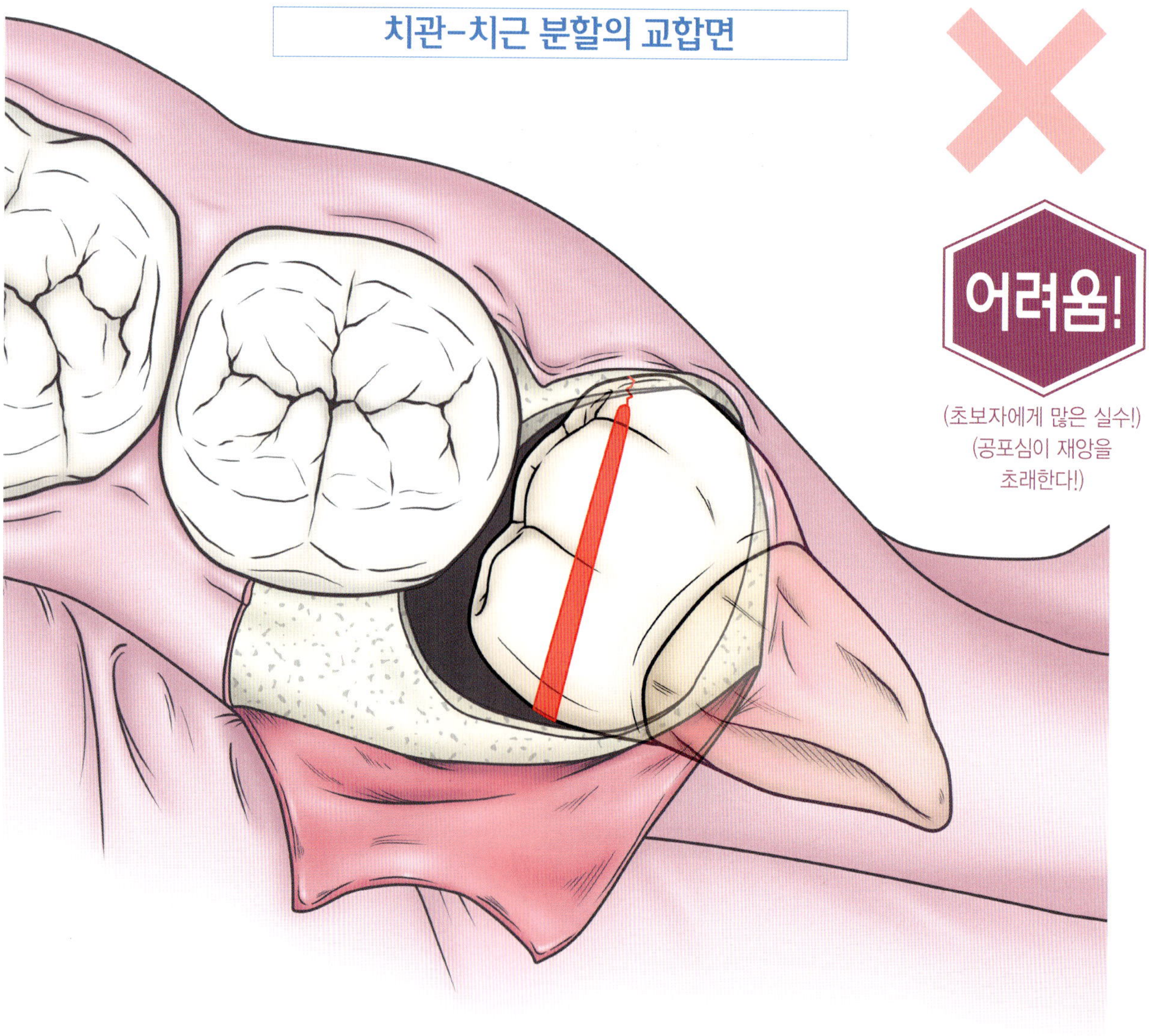

그림 5-24

분할선이 설측을 향할수록 근심에 가까워지는 경우이다. 설측에 대한 공포심이 심한 경우에 일어날 수 있다.

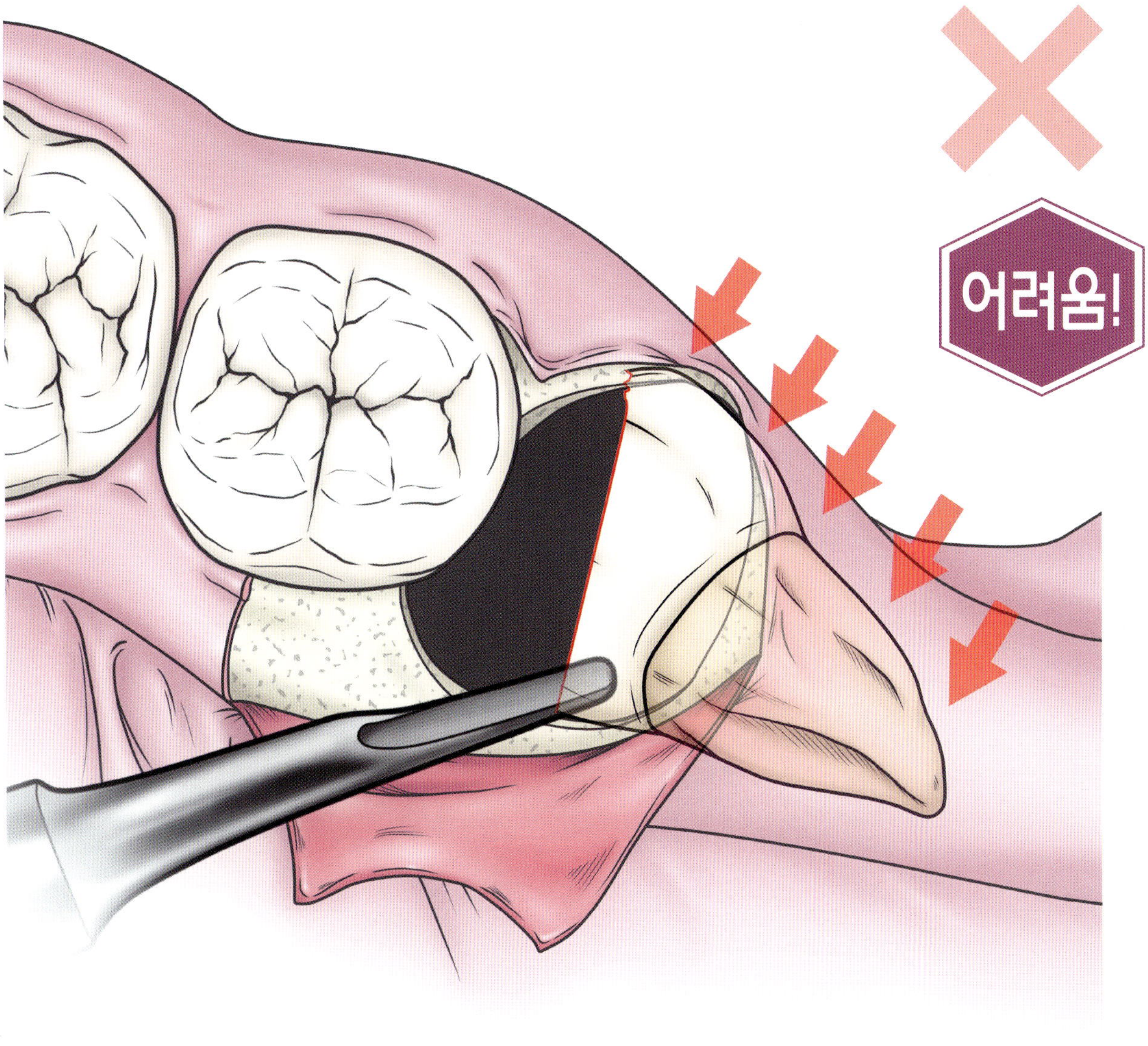

그림 5-25 발치기자를 넣을 협측의 치질은 충분히 삭제되어 있지만 설측의 치질은 많이 남아 있으므로 발치기자의 힘에 대한 저항이 심해 치근을 발치하기 어려워진다.

권장 테크닉

분할선을 만들 때에는 설측치질도 충분히 제거할 수 있도록 검토한다.

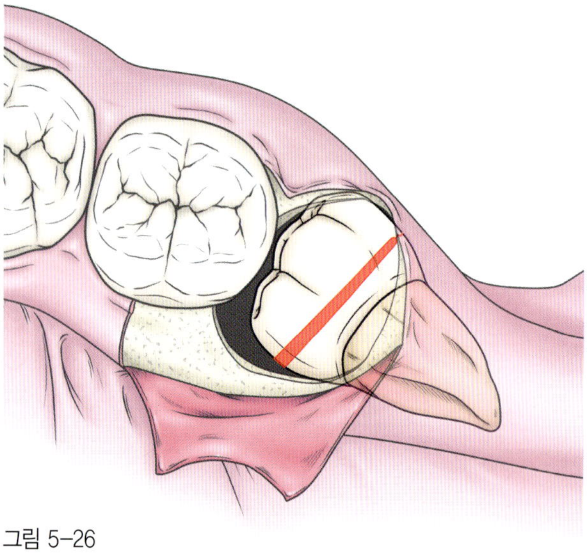

그림 5-26

설측치질이 충분히 제거되면 협측에서 넣은 발치기자의 힘에 대한 저항이 적어 치근 발치가 쉬워진다.

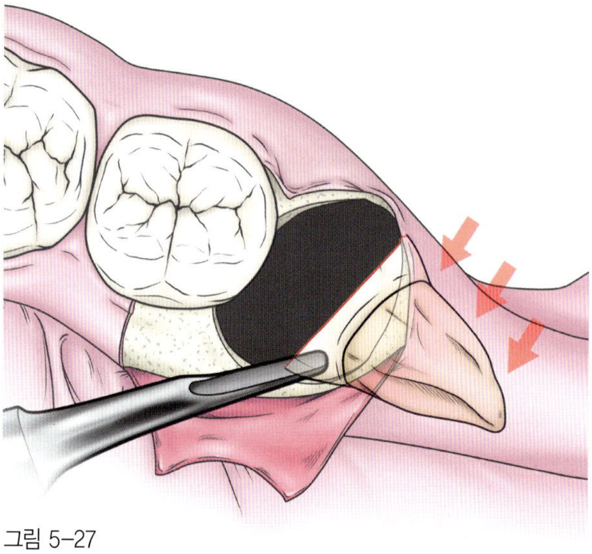

그림 5-27

하악 수평매복지치의 근심설측 영역에서 분할선의 방향은 약간 시상 방향을 향해 설정할 필요가 있다.

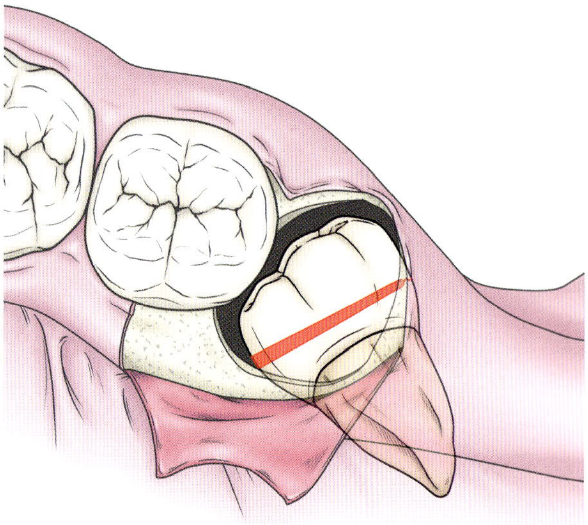

그림 5-28

분할선을 적절하게 만들어 분할하는 것으로 치근의 탈구 공간이 생겨 발치가 쉬워진다.

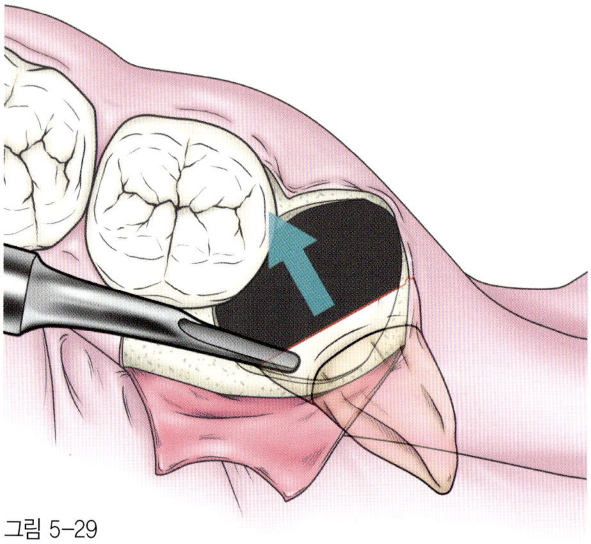

그림 5-29

3 원심경사의 치근 분할 테크닉

Point 1

원심의 치질을 되도록 많이 제거하고 근심 치경부의 치질은 남긴다.

치관이 뒤쪽을 향하는 것 같은 원심경사는 이른바 일반적인 수평매복지치와는 다른 상황이다. 치축이 원심을 향하고 있어 탈구·발치 방향도 원심을 향해야 하므로, 원심의 치질을 제거하기 위한 계획이 필요하다(그림 5-30~5-32). 그 다음으로는 치관의 원심 부분을 되도록 많이 제거하면서 발치기자를 위치시킬 근심 치경부의 치질은 남기는 것이 중요하다. 근심 치경부의 치질이 먼저 제거되어 버리면 발치기자를 걸 부분이 없어져 탈구 방향인 원심의 치질이 남게 되어 발치가 어려워진다. 최초의 분할선 설정이 중요한 술식이다.

원심경사치 치관 분할의 요령

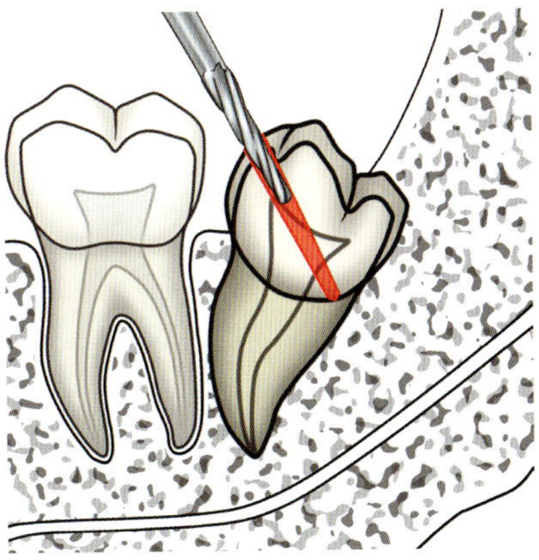

그림 5-30

치관은 원심을 향하고 있으므로 발치 방향인 원심측의 치질을 뗄 수 있는 각도에서 분할한다. 원심 치질을 되도록 크게 떼어 내면 탈구에 의한 가동 공간도 커진다.

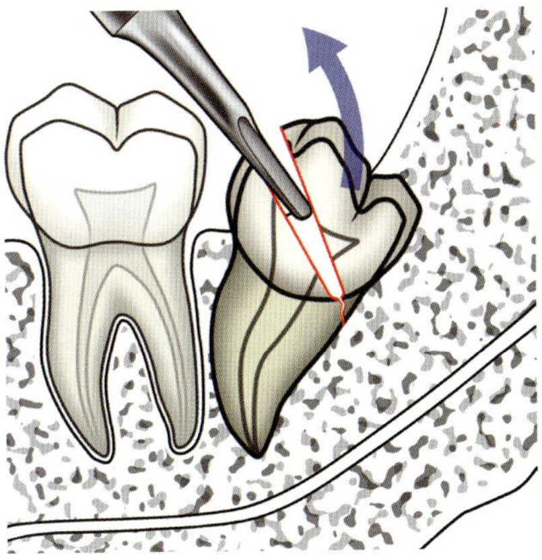

그림 5-31

발치기자를 분할선에 삽입하여 완전분할을 한다.

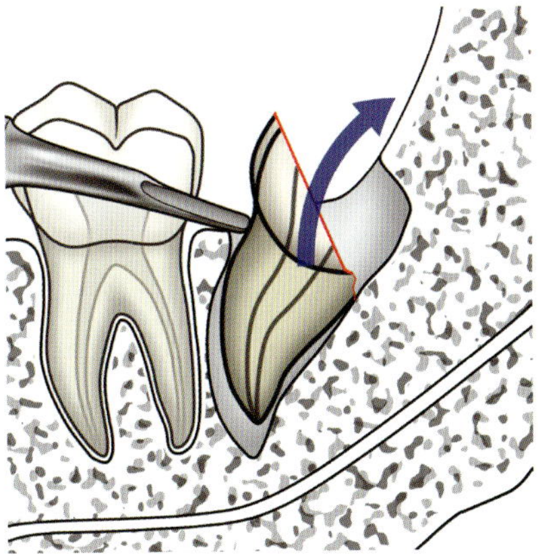

그림 5-32

치경부에 발치기자를 삽입하여 원심 방향으로 쓰러뜨리듯이 힘을 가하면 완전 탈구를 할 수 있다. 원심의 공간이 좁은 경우나 치근첨의 만곡이 심할 때는 더욱 추가 분할이 필요해진다.

4 근심경사의 치관-치근 분할과 발치 테크닉

Point 2 분할선은 원심을 향해 설정하여 탈구 공간을 확보한다.

지치의 치축이 근심으로 경사져 있고 치관의 일부가 #7의 치경부로 파고들어 있어 일반적인 발치로는 발치할 수 없는 상황이다. 이것도 발치기자가 들어갈 위치가 근심협측의 치경부인 한, 효과적인 발치 방법은 원심 치질을 제거하고 근심 치질을 원심으로 탈구시키는 것이다(그림 5-33~5-35).

일반적인 수평매복지치와 같은 분할선에서 치질을 제거해 버리면, 근심의 치질이 없어지고 원심의 치질이 남으므로 발치기자의 탈구 조작이 곤란해진다는 것을 예상할 수 있다(그림 5-36~5-38). 근심경사에서 치근이 2개일 때는 치축에 거의 평행하게 분기부를 향하는 분할선을 설정하고, 원심의 치근을 제거하여 탈구 공간을 만드는 것이 중요하다(그림 5-39~5-41).

분할선은 원심을 향하도록 설정한다

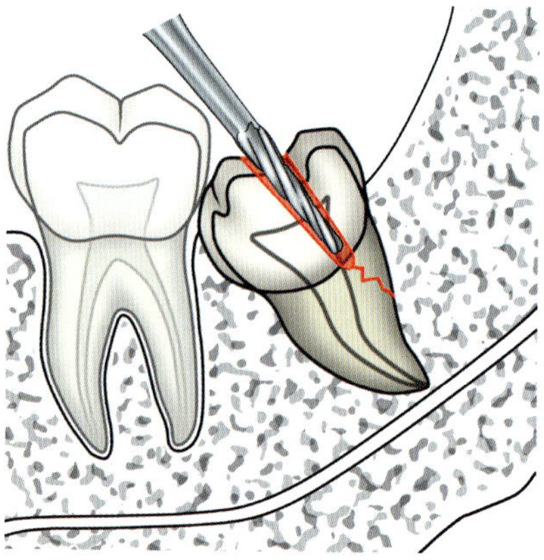

그림 5-33

근심경사의 경우이다. 분할선의 설정은 탈구할 수 있는 공간을 확보할 수 있도록 원심을 향하는 위치로 한다.

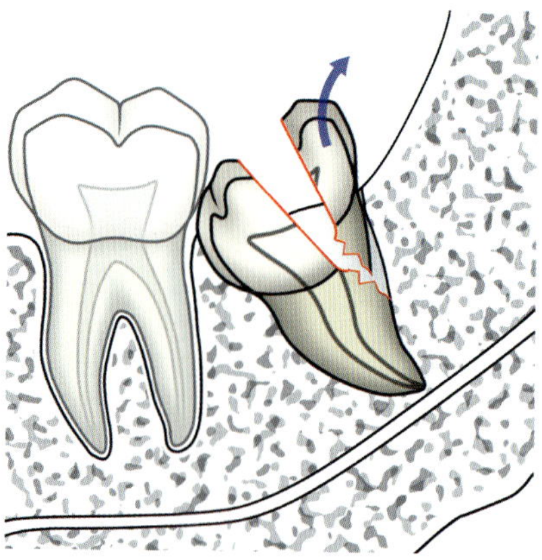

그림 5-34

원심의 치질을 제거할 수 있으면 잔존하는 치근과 근심 치관만 남게 되어 원심으로의 탈구 공간이 생긴다.

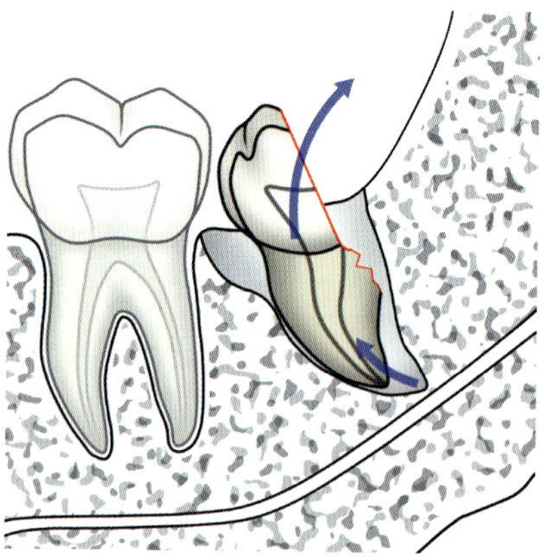

그림 5-35

발치기자를 근심 치경부에 대고 원심을 향해 일으켜 세우듯이 힘을 가하면 탈구 조작이 쉽다.

근심측으로 설정해 버리면 발치가 곤란해진다

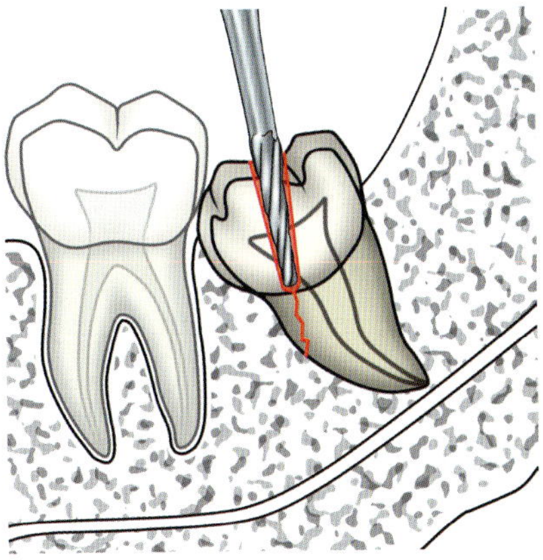

그림 5-36

똑같은 증례에서 분할선을 근심측으로 설정한 경우이다.

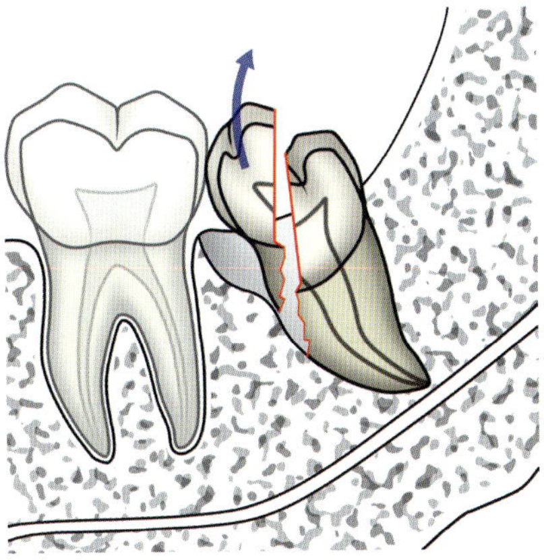

그림 5-37

근심측의 치질이 제거되고 치관 원심 부분과 치근이 남는다.

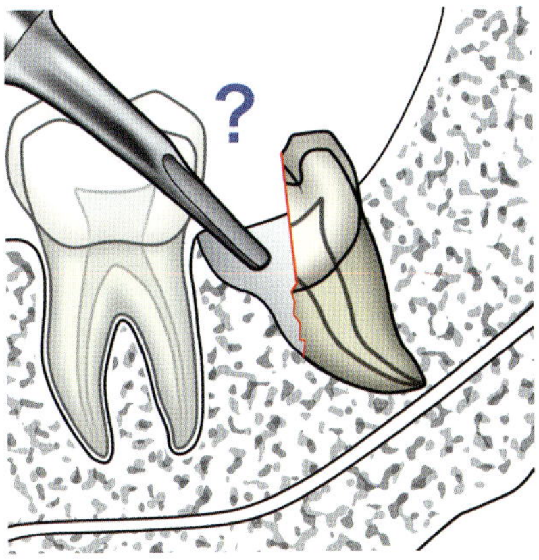

그림 5-38

이러한 경우에는 발치기자를 넣을 부위에 치질이 없어지게 되어 탈구 조작이 곤란해진다. 발치기자를 삽입할 수 있어도 탈구시키려고 하는 방향에 치질과 뼈가 많이 있어 저항이 커지므로 탈구가 곤란해진다.

근심경사에서 치근이 2개인 경우의 분할선 설정 방법

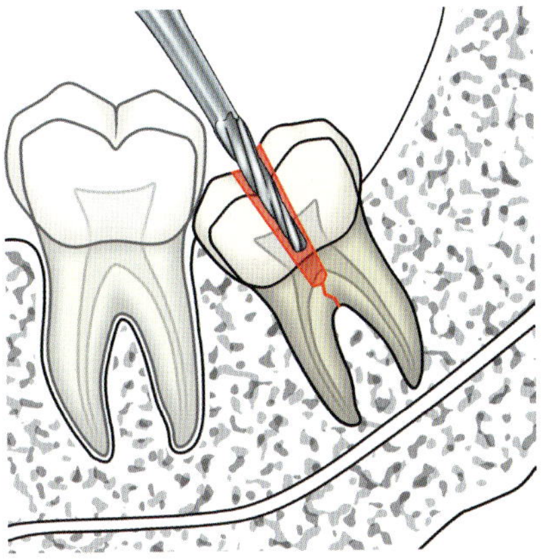

그림 5-39

분할선은 치근 분기부를 향해 중앙으로 설정한다. 분할선은 되도록 두껍게 만들어 분할 후의 발치 공간을 확보하는 것이 중요하다.

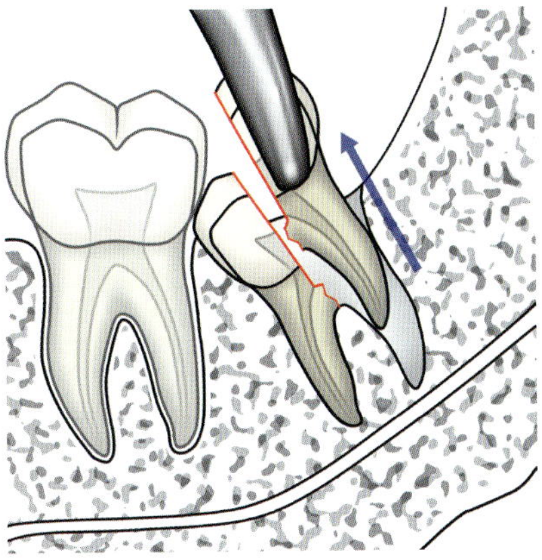

그림 5-40

분할한 후에는 원심 치근으로부터 발치한다. 치관도 정상이면 상악 잔근겸자(root forcep)로 발치하면 효과적이다.

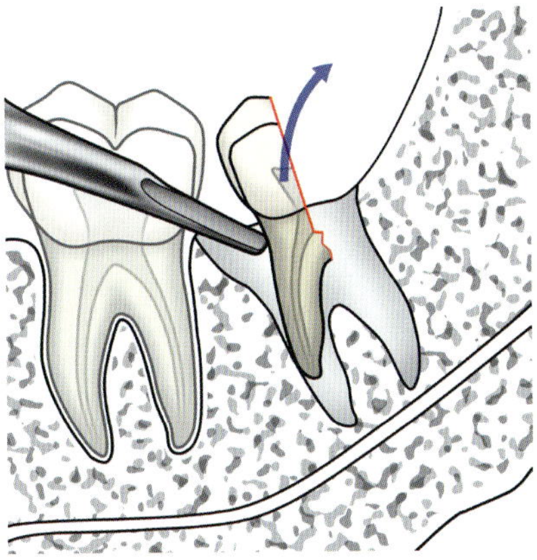

그림 5-41

원심 치근이 발치되면 근심 치근이 탈구될 공간이 충분히 확보되므로 근심 치근을 쉽게 발치할 수 있다.

3. 수평매복지치의 치근 형태에 따른 난이도 차이

1 치근첨의 형태에 따른 치관-치근 분할과 발치 테크닉

매복지치의 치근첨 형태에 따라 발치의 난이도는 달라진다. 치관을 제거한 후에 남은 치근은 협측에 발치기자를 삽입함으로써 탈구 조작이 이루어지는 경우가 많다. 그리고 대부분 치질이나 뼈가 없는 것은 위쪽이므로 발치 방향은 위쪽이 된다. 즉, 치근첨부의 만곡이 위를 향하고 있는 경우는 발치 방향과 같은 방향이 되므로 발치가 쉬울 것이다(그림 5-42~5-44).

한편 치근첨이 아래쪽으로 만곡된 경우는 탈구 방향도 아래쪽인데, 근심(하방) 치근이 아래를 향하고 있으면 뼈가 있어 발치가 어려워진다(그림 5-45~5-55).

이렇게 치근첨의 만곡에 따라 발치의 난이도는 변화하며 치근첨부가 선명하지 않을 때는 수평적(협설적)으로 만곡된 경우도 있으므로 수술 중 판단이 중요해진다. 어떠한 상황이든 발치기자를 넣기 쉬운 부위의 조직을 최대한 남기고 그 반대측 치질이나 뼈를 제거한다는 원칙에 따라 분할 조작을 진행시켜 나가는 것으로 대부분의 발치를 완수할 수 있다.

저난이도: 치근이 양쪽 모두 위로 만곡된 경우의 테크닉

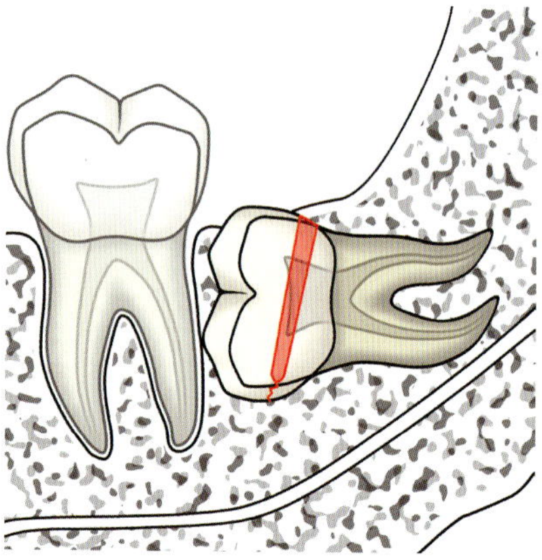

그림 5-42

치근이 양쪽 모두 위로 만곡된 경우이다. 치관-치근 분할은 위쪽에 언더컷이 생기지 않도록 가급적 뒤쪽에서 실시한다.

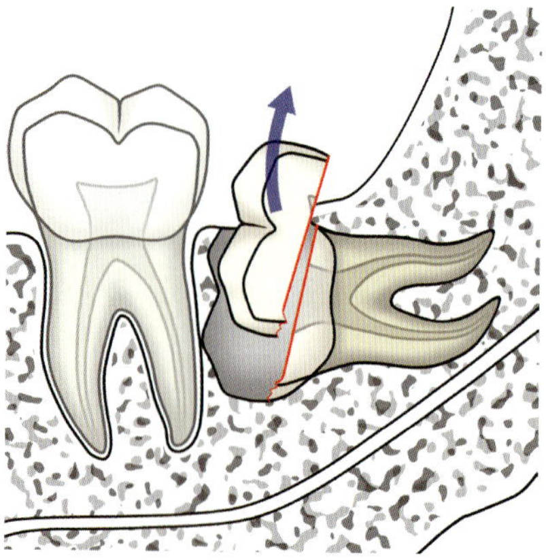

그림 5-43

발치기자로 완전분할을 하여 치관을 제거한다.

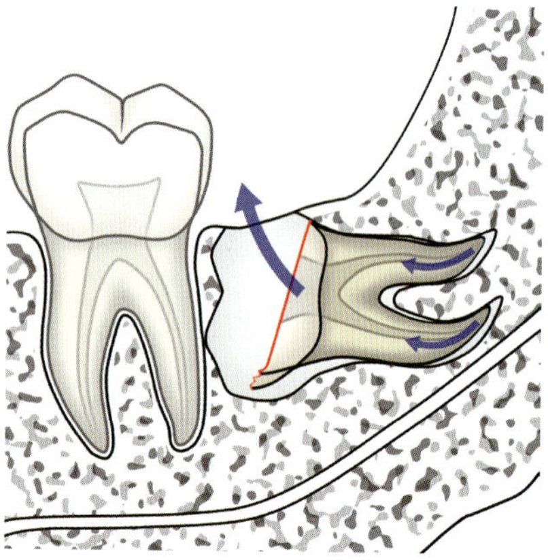

그림 5-44

이 경우의 치근첨은 발치 방향과 같은 방향을 향하고 있으므로 쉽게 탈구할 수 있다.

고난이도: 치근이 서로 마주 보고 있는 경우의 테크닉

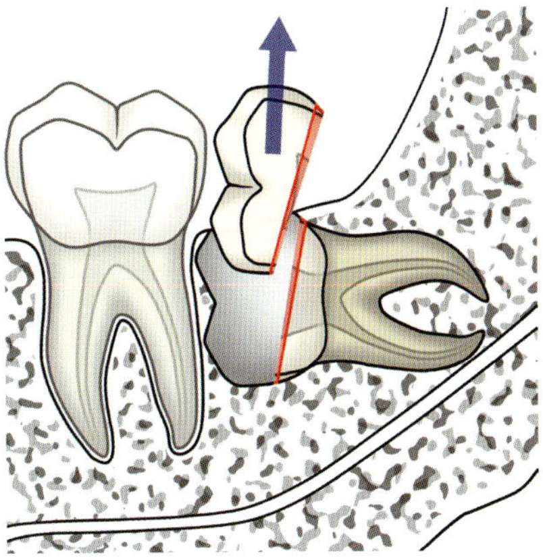

그림 5-45

치근이 서로 마주 보고 있는 경우이다. 치관-치근 분할은 위쪽에 언더컷이 생기지 않도록 가급적 뒤쪽에서 실시한다.

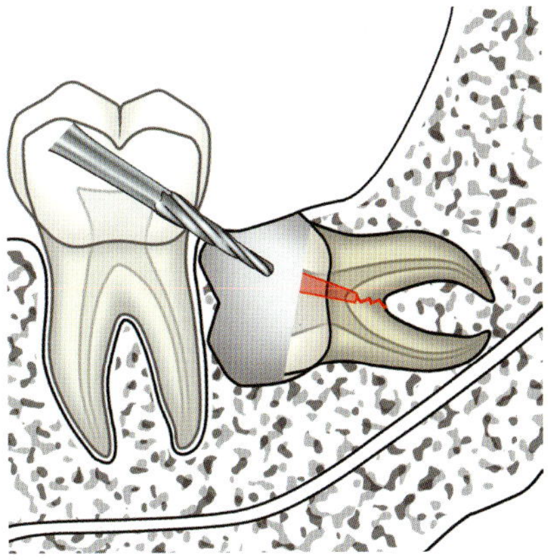

그림 5-46

잔존한 치근이 최초의 발치기자 조작으로 탈구되지 않을 때는 치근 분기부(furcation)를 향해 분할한다. 이때도 분할선은 두껍게 하는 것이 좋다.

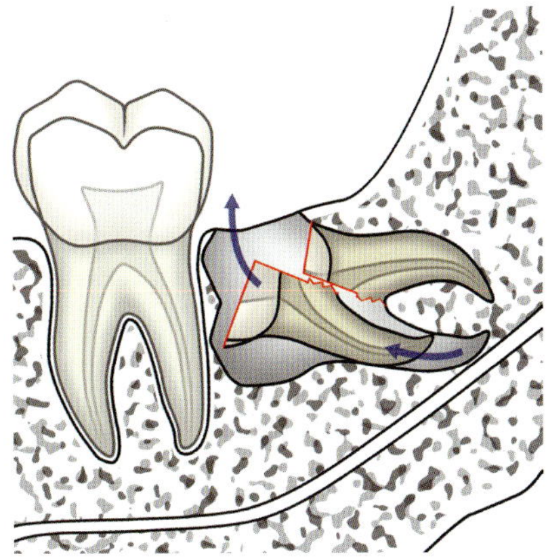

그림 5-47

분할 후에는 치근첨이 위를 향하고 있는 근심 치근(아래쪽 치근)을 먼저 발치한다.

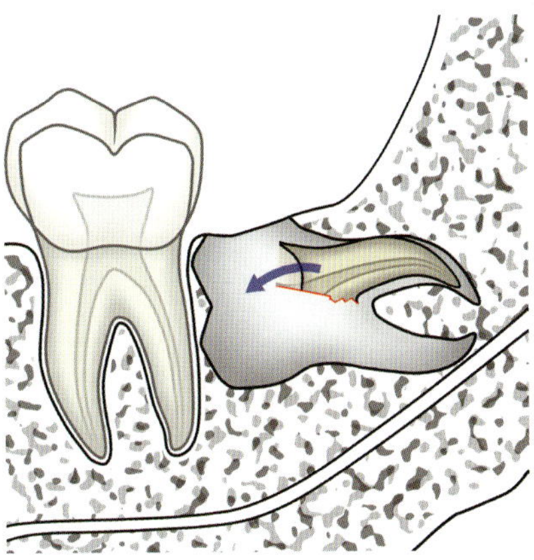

그림 5-48

근심 치근(아래쪽 치근)이 발치되면 치근첨이 아래로 구부러져 있는 원심 치근(위쪽 치근)을 발치할 수 있는 공간이 만들어진다.

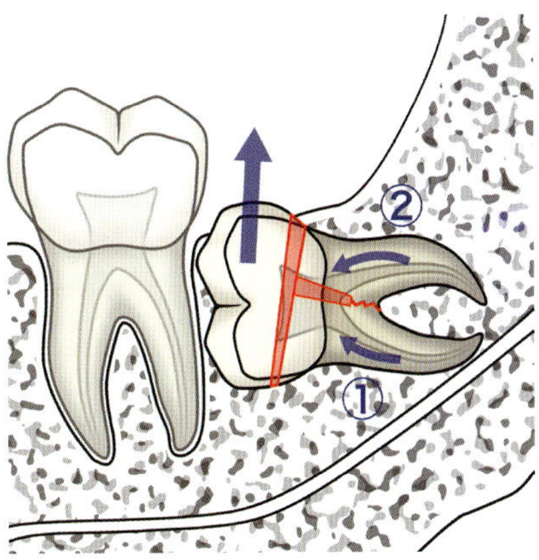

그림 5-49

분할발치 순서

고난이도: 치근이 모두 아래를 향하고 있는 경우의 테크닉

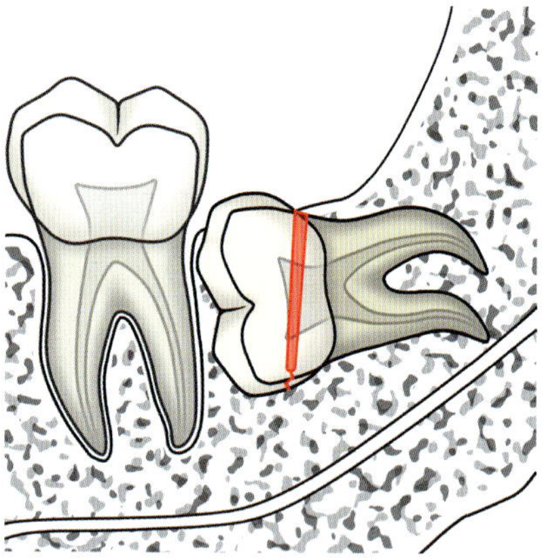

그림 5-50

치관-치근 분할은 위쪽에 언더컷이 생기지 않도록 가급적 뒤쪽에서 실시한다.

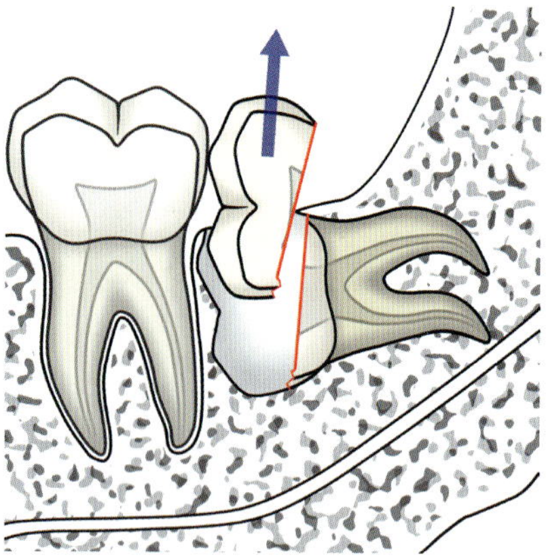

그림 5-51

이 경우에는 치관-치근 분할을 되도록 뒤쪽에서 실시하면 그 후 조작이 편해진다.

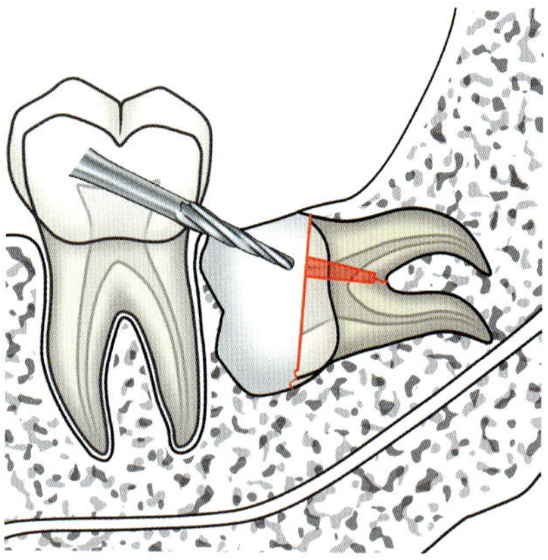

그림 5-52

잔존한 치근이 최초의 발치기자 조작으로 탈구되지 않을 때는 치근 분기부를 향해 분할한다. 이때도 분할선은 두껍게 하는 것이 좋다.

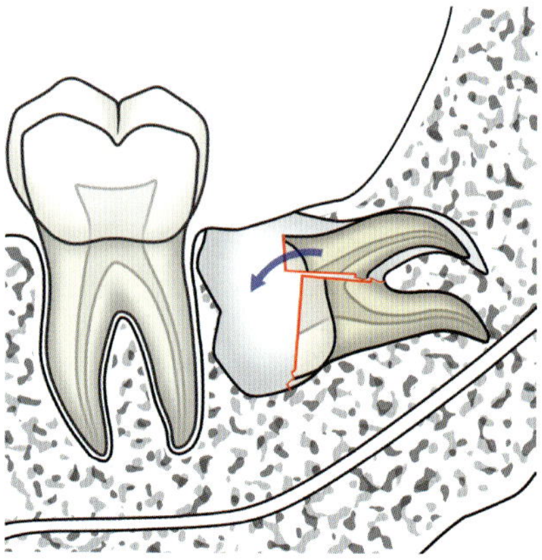

그림 5-53

치근첨이 모두 아래를 향하고 있는 경우는 원심 치근(위쪽의 치근)부터 발치한다. 탈구해도 아래쪽의 치질에 간섭이 있으면 빠져나오지 않으므로 아래쪽의 치질도 제거하면서 발치한다.

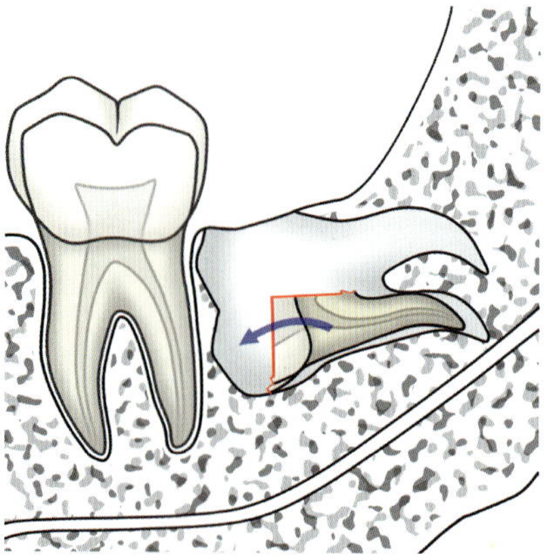

그림 5-54

원심 치근(위쪽의 치근)을 발치한 후에는 근심 치근(아래쪽의 치근)을 발치한다. 치근첨이 아래를 향하고 있는 경우는 탈구 조작이 어려우므로 간섭 부위인 치근중격의 뼈를 삭제하여 발치하는 경우가 많다.

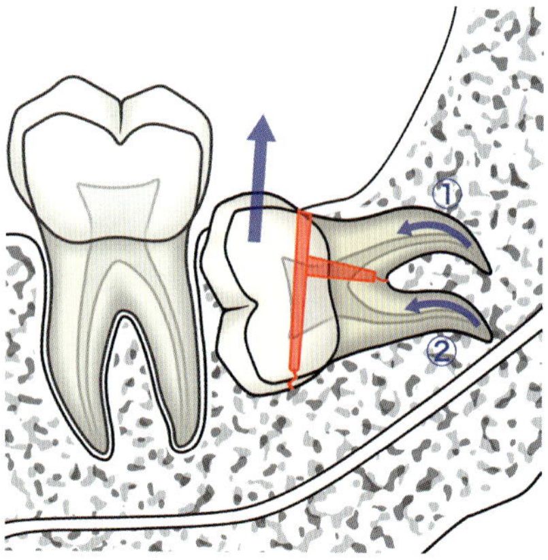

그림 5-55

분할발치의 step. 하악 수평매복지치의 치근 형태에 따른 난이도로 보면 가장 어려운 경우 중 하나다.

4. 치배 발치

1 치근 미완성치 특유의 분할과 발치 테크닉

치근 미완성치의 발치는 20세 미만의 환자가 많은데 완전히 뼈 안에 매복된 상태가 많다. 탈구 조작은 거의 불필요하지만 치아가 뼈공간 안에서 회전하여 뼈공간 밖으로 발치하는 것이 매우 어렵다. 물론 치아보다 크게 뼈를 삭제하면 한 덩어리로 발치할 수 있지만, 연령 등을 고려하면 악골이 그렇게 크지 않으므로 뼈의 삭제에도 한계가 있다.

따라서 어느 정도 삭제한 후에는 분할발치를 하는 경우가 많으며, 또한 원형의 것을 발치할 때는 2분할하면 직경이 변화하지 않아 발치하기 힘들므로 4분할하는 것이 효과적이다.

4분할한 치아 조각을 빼낼 때는 최초의 치면을 끌어올리는 데 시간이 오래 걸리는 경우가 있으므로 치아 조각에 바로 구멍을 뚫고 그 구멍에 탐침을 넣어 끌어올리듯이 발치하는 경우도 있다. 첫 번째 치아 조각을 제거할 수 있으면 그 공간을 이용하여 다른 치아 조각은 원활하게 제거할 수 있는 경우가 많다(그림 5-56~5-64).

Step 1 절개

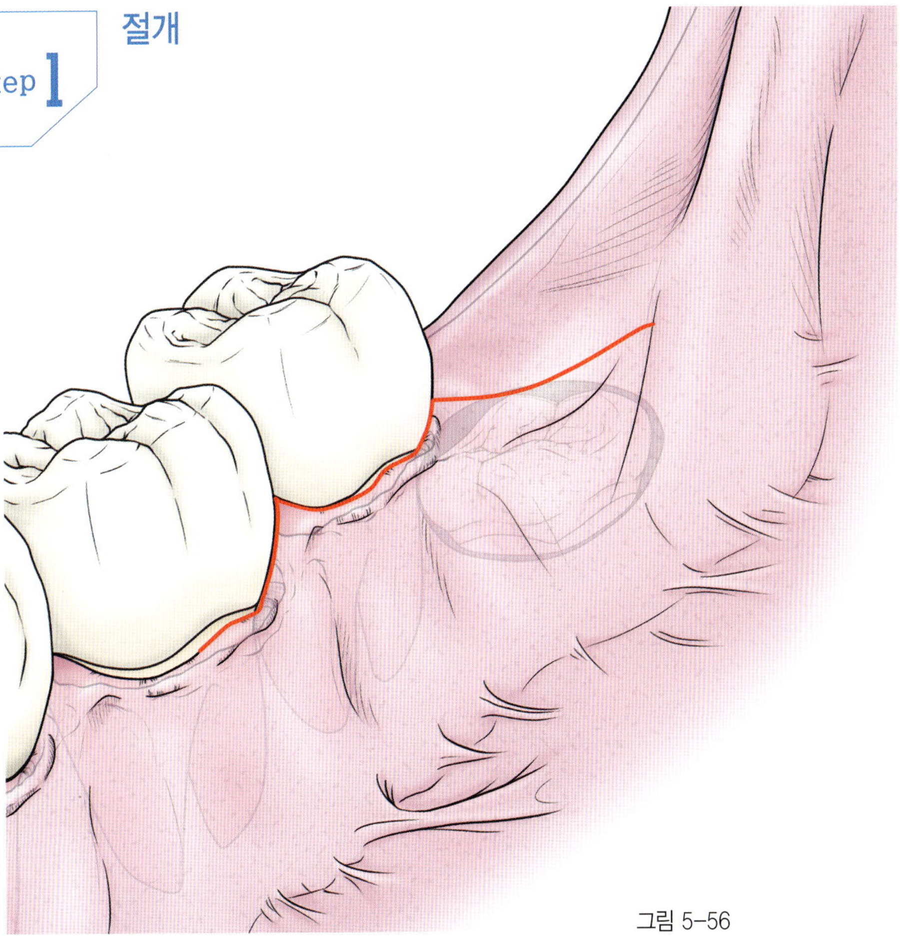

그림 5-56

치배가 일반적인 하악 수평매복지치보다 협측에 있는 경우가 많으므로 원심 절개의 위치에 주의가 필요하다.

Step 2

박리 거상

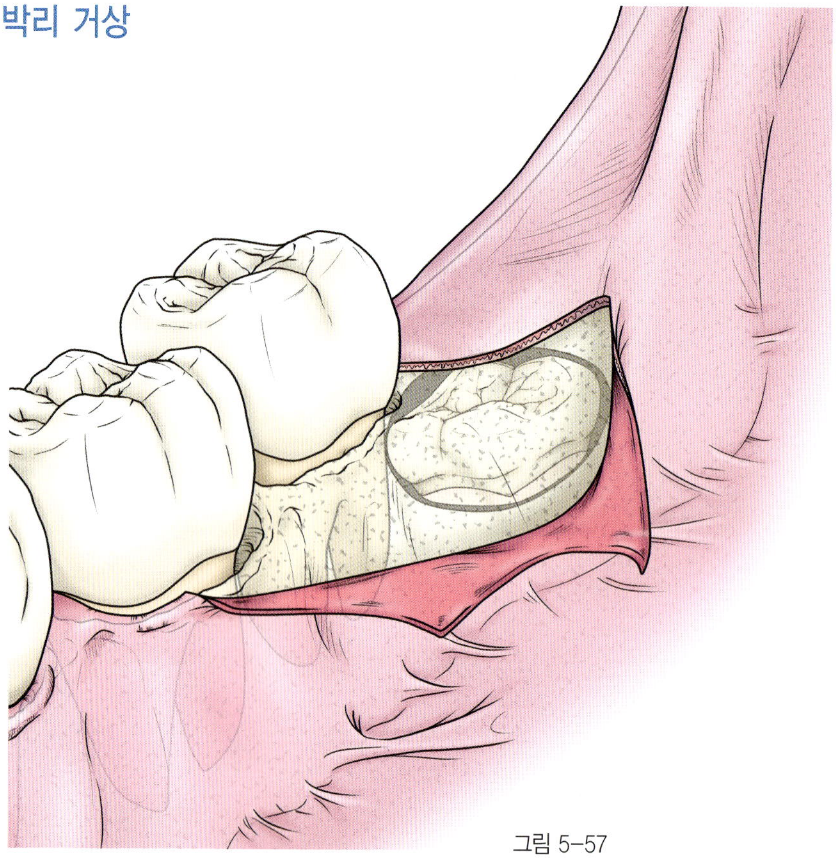

점막골막피판의 박리 거상

그림 5-57

Step 3

골삭제

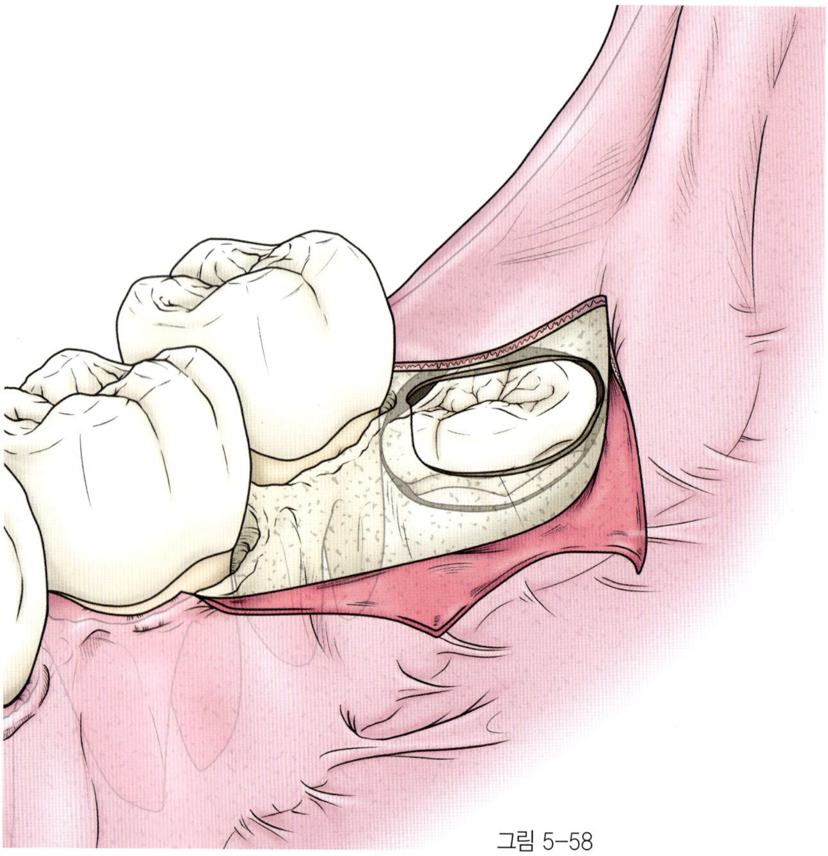

치관의 위치를 확인하면서 라운드 버(round bur)로 골삭제를 진행한다. 치배의 직경보다 크게 골삭제를 하면 수술 범위가 커지며 외과적 침습도 커진다. 치관의 2/3 정도를 드러낼 수 있는 정도로만 한다.

그림 5-58

Step 4 치관-치근 분할과 발치

치낭을 제거한 다음 분할한다. 치배는 쉽게 움직이지만, 내부에서 회전할 뿐 한 덩어리로서 발치하기는 어렵다. 대부분 2~4분할이 필요하다.

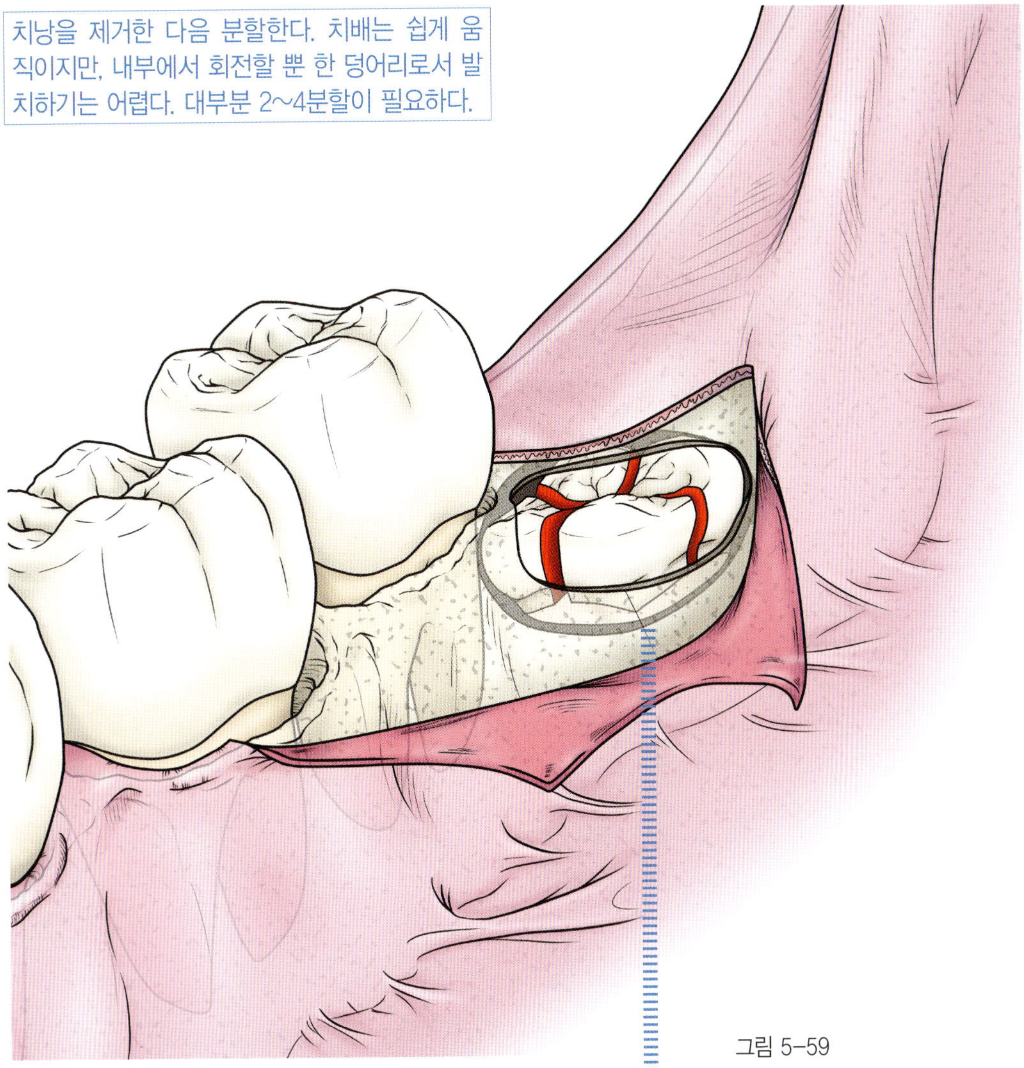

그림 5-59

치배의 분할에는 제크리아 버(Zekrya bur)가 자주 사용되는데, 아직 청소년이므로 직선의 피셔 버(fissure bur)로도 분할할 수 있다. 분할 조작을 여러 번 하고 싶지 않다면 처음부터 십자로 분할선을 넣는 것이 좋다.

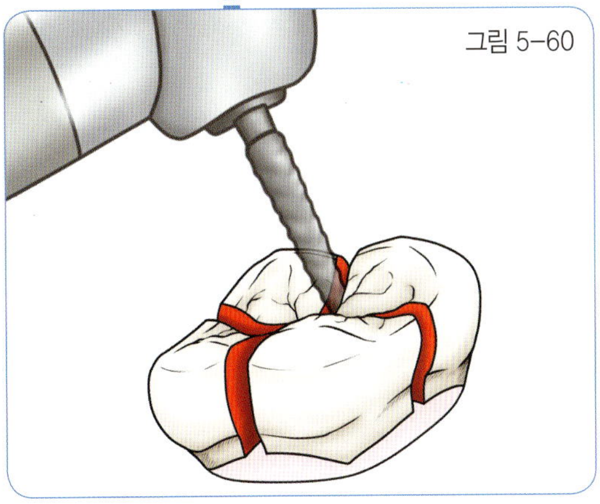

그림 5-60

분할하여 치질이 작게 나누어졌어도 안에서 꺼내기가 어려운 경우도 많다. 치아 조각을 위로 들어올리거나 끌어올리기 위해 남은 치아 조각 중앙에 구멍을 뚫는다.

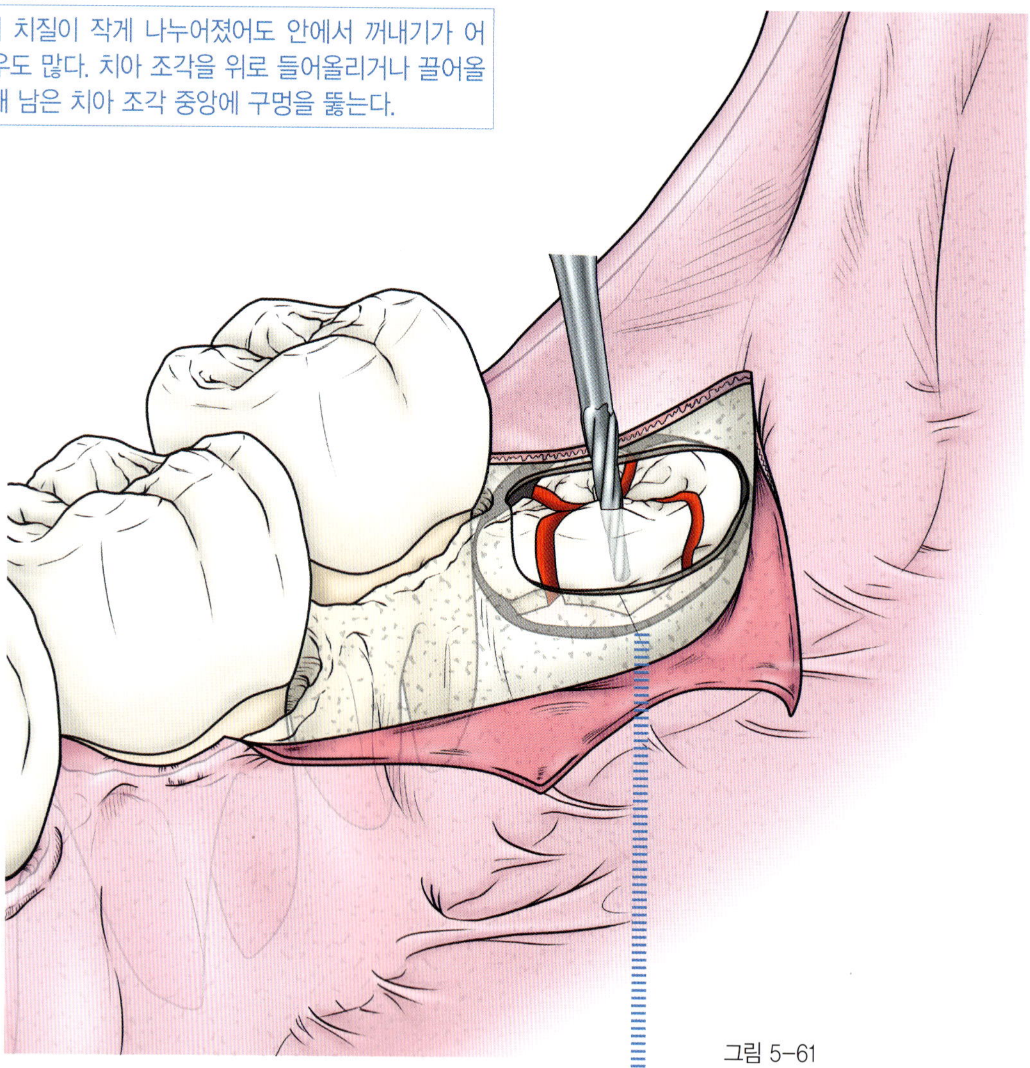

그림 5-61

구멍을 뚫을 때는 제크리아 버(Zekrya bur)나 피셔 버(fissure bur)로 하는데 너무 깊게 집어넣지 않도록 주의한다.

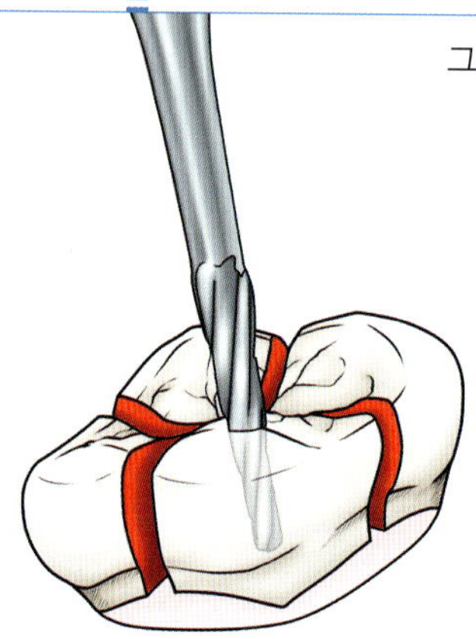

그림 5-62

뚫린 구멍에 탐침을 통과시켜 치아 조각 끌어올리기를 시도한다. 본 홀딩 겸자(bone holding forceps)가 들어가지 않거나 핀셋으로 잡기 어려울 때 효과적이다.

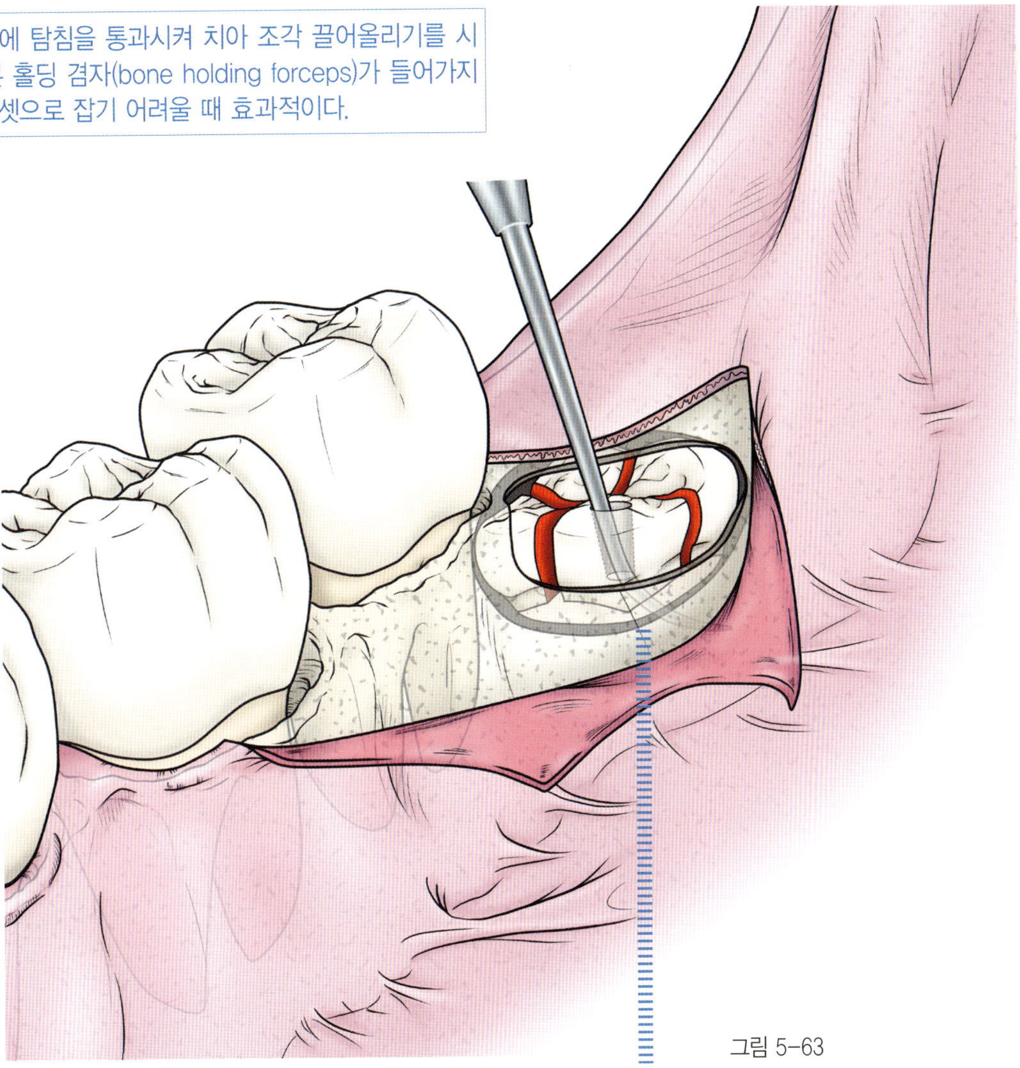

그림 5-63

구부러진 탐침으로 치아 조각의 구멍을 통과시킨 후에 탐침을 위로 들어올리면 치아 조각이 함께 들어올려져 발치할 수 있다. 무리하게 힘을 가하여 탐침이 부러지지 않도록 주의한다.

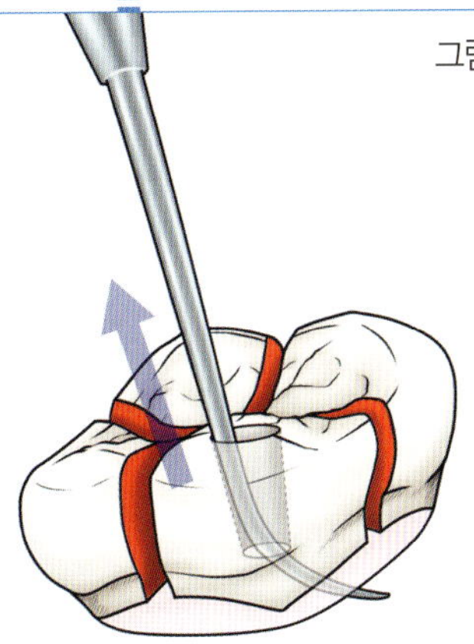

그림 5-64

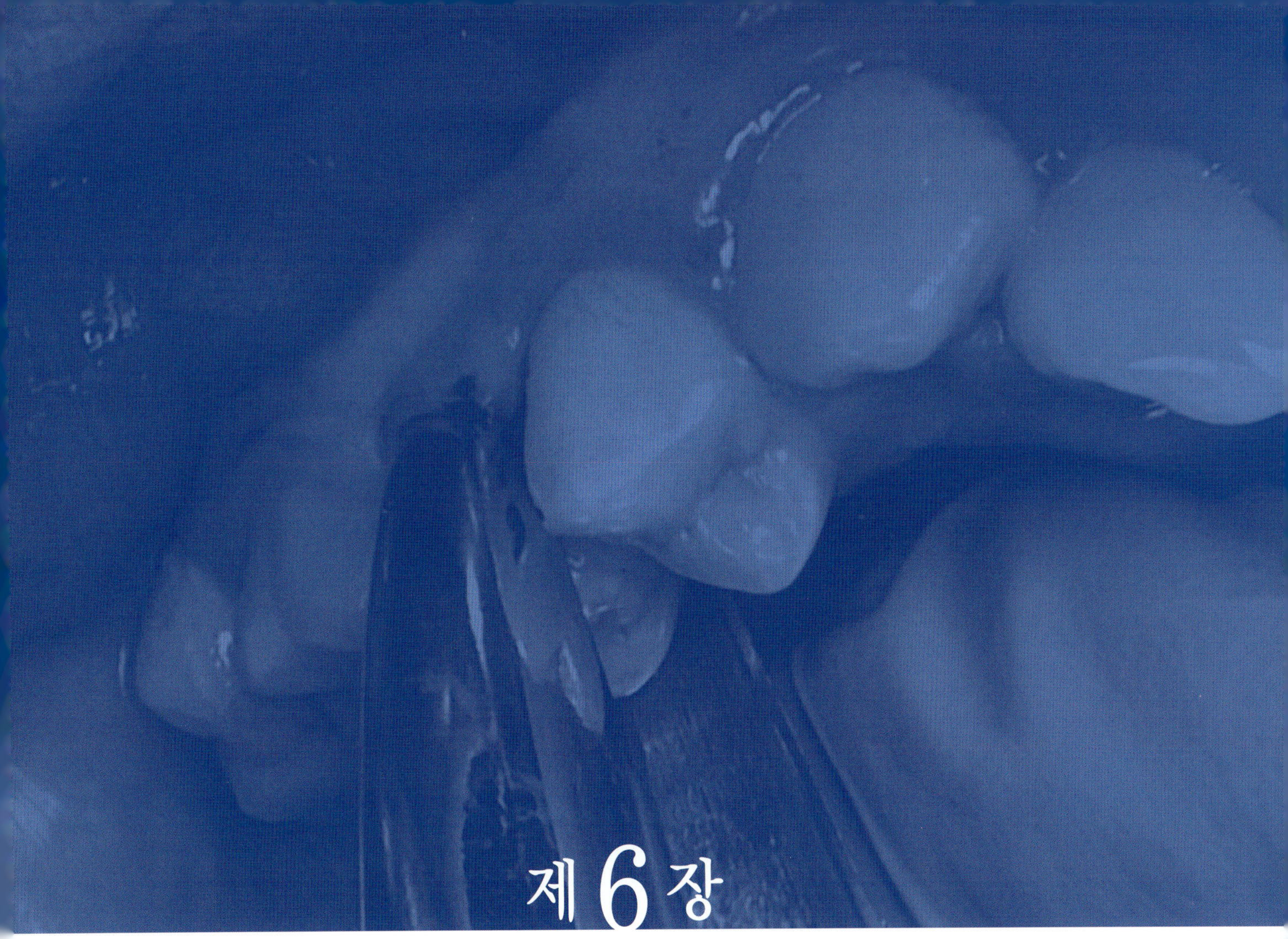

제 6 장

고령자 · 만성질환자의 발치

1. 고령자·만성질환자의 특징

1 연령 증가나 전신질환에 따른 영향을 고려한다

연령이 증가함에 따라 치주인대강(periodontal ligament space)은 서서히 축소되어 가는 경향이 있으며, 고령자일수록 치주인대강은 협소화된다(그림 6-1). 따라서 탈구를 위해 발치기자를 삽입할 공간이 없어 탈구시키기 어려워진다. 따라서 모든 부위의 발치에서 연령적 요인은 크다. 그뿐 아니라 고령자는 다양한 병력을 가지고 있는 경우가 많으므로 그러한 환자의 배경을 고려하여 발치 준비를 해야 한다.

일반적인 병력인 고혈압, 당뇨병 등의 주의점에 대해서는 기존의 교과서에 설명되어 있으므로, 본 장에서는 최근 화제가 되고 있는 항응고요법 환자와 비스포스포네이트계 약제(BP계 약제)나 항RANKL항체[데노수맙(denosumab)] 등 골대사조절제(bone modifying agents: BMA) 투여 환자의 발치 시 주의점에 관해 서술한다.

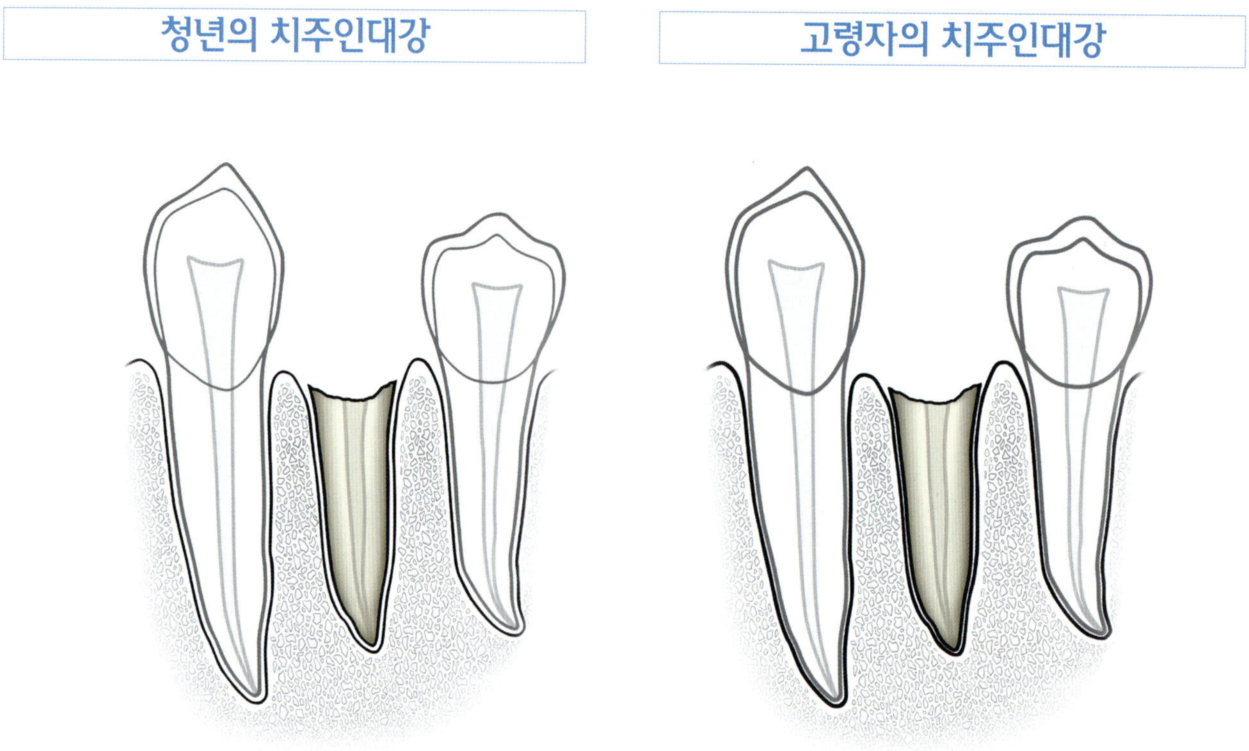

그림 6-1

청년과 고령자는 치주인대강의 공간 차이가 있는데, 모든 부위에서 고령자의 발치가 더 어렵다.

2. 항응고요법 환자에 대한 발치

1 수술 중·후에는 조기에 지혈 처치

항응고요법 환자라면 와파린(warfarin) 내복 환자가 대표적인데, 혈전 형성을 방지하기 위해 와파린을 내복하고 있어 출혈 경향이 있다. 이전에는 발치 전에 휴약을 하게 하고 트롬보 테스트(thrombo test) 수치를 30 전·후로 컨트롤하여 발치했던 시기도 있었지만, 휴약에 따른 혈전 형성 위험성이 문제가 되어 현재는 원칙적으로 휴약을 하지 않고 발치하는 것이 권장되고 있다.

출혈 경향의 기준으로서는 모니터링 수치로서 국제적 지표인 PT-INR이 사용되며, PT-INR이 3 이하이면 휴약이나 헤파린 치환을 하지 않고 국소지혈만으로 대응한다. 또한 최근에는 와파린을 대신하는 새로운 항응고제인 직접 경구 항응고제(direct oral anticoagulants: DOAC)가 사용되고 있는데(그림 6-2), 와파린에서의 PT-INR과 같은 모니터링 수치가 없으며 반감기가 짧아 투여를 중단하지 않고 발치하는 경우가 증가하고 있다. 즉, 수술 중 및 후 조기에 국소지혈을 실시한 발치 처치가 필요하며 침습성이 높은 발치 기법은 피해야 한다.

경구 항응고제

일반명	상품명
와파린 칼륨(warfarin kalium)	와파린(Warfarin)

직접 경구 항응고제(DOAC)

일반명	상품명
다비가트란 에텍실레이트(dabigatran etexilate)	프라닥사(Pradaxa)
에독사반토실산염수화물(edoxaban tosilate hydrate)	릭시아나(Lixiana)
리바록사반(rivaroxaban)	자렐토(Xarelto)
아픽사반(apixaban)	엘리퀴스(Eliquis)

그림 6-2

2 지혈 처치를 수반하는 발치 테크닉

국소지혈의 기본은 압박이며 발치에 의한 출혈 부위의 대부분은 발치와이므로 발치와 내부를 충분히 압박한다. 그 밖의 출혈 부위로는 주위 치은이 있는데 염증을 수반하는 경우의 발치에서는 지속적인 미세출혈을 나타내는 경우도 많다. 이러한 상황을 고려하여 지혈 처치를 수반하는 발치는 발치와 내부에 지혈제를 넣으면서 주위 치은을 압박하듯이 봉합하는 방법으로 한다. 봉합에 대해서는 주위 치은에 봉합사로 압박을 가하는 방법의 하나로 근·원심, 협·설 방향의 치간유두를 모으면서 수직적으로도 압박할 수 있는 봉합이 효과적이다(그림 6-3~6-6). 이 봉합을 하는 것만으로도 주위 치은의 지혈 효과는 크지만, 발치와 내부에 지혈제를 넣으면 더욱 국소지혈이 된다(그림 6-7~6-9). 지혈제의 종류는 다양한데, 생체 내에서 흡수하여 수분을 빨아들여 부피를 증대시키는 것으로 압박 효과가 발휘되는 젤라틴[스폰젤(Spongel)®]이나 발치와에 삽입했을 때 형태 안정성이 높은 아테로콜라겐[테루플러그(Teruplug)®]이 사용하기 쉽다.

지혈 처치를 수반하는 발치 테크닉 ①: 주위 치은에 봉합사로 압박을 가하는 방법

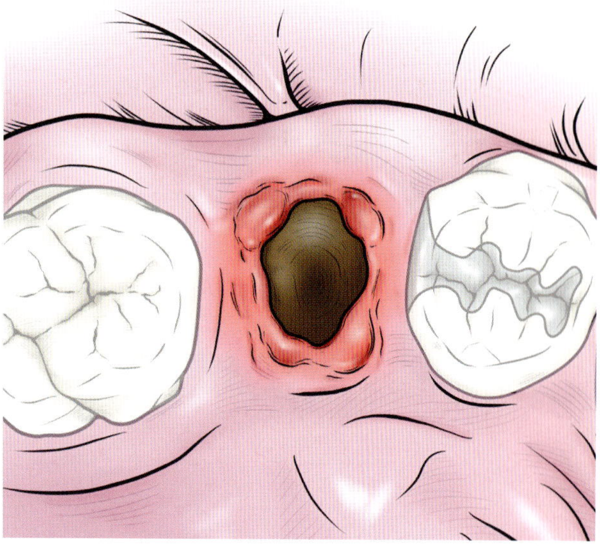

그림 6-3

잔근 발치 등의 발치와 교합면이다. 변연치은은 염증을 나타내는 경우가 많으며 발치와뿐만 아니라 치은 변연으로부터 미세출혈이 지속되는 경우도 있다.

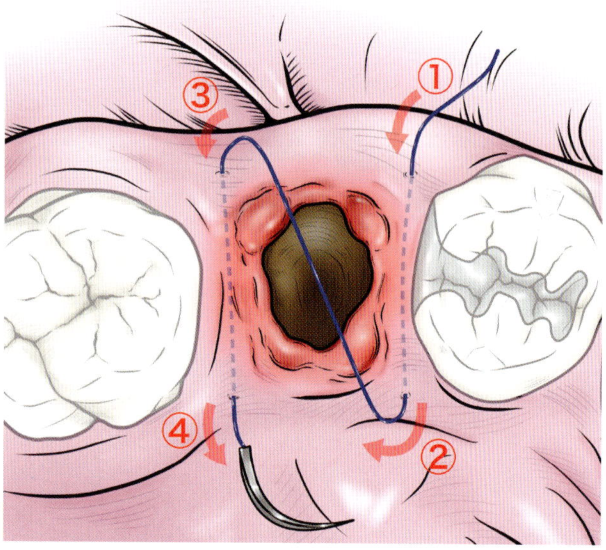

그림 6-4

봉합침은 ①(③)에서 ②(④)에 걸쳐서는 한 번 발치와에서 빼내고, 이후 봉합침을 다른 손으로 바꿔 쥐어 치은을 단단히 고정한다. 특히 치은 변연에서 출혈이 나타날 때는 각 자입점의 위치를 가능한 한 치근 쪽으로 설정하여 치은 변연에 봉합사의 힘이 가해지게 하는 것이 좋다.

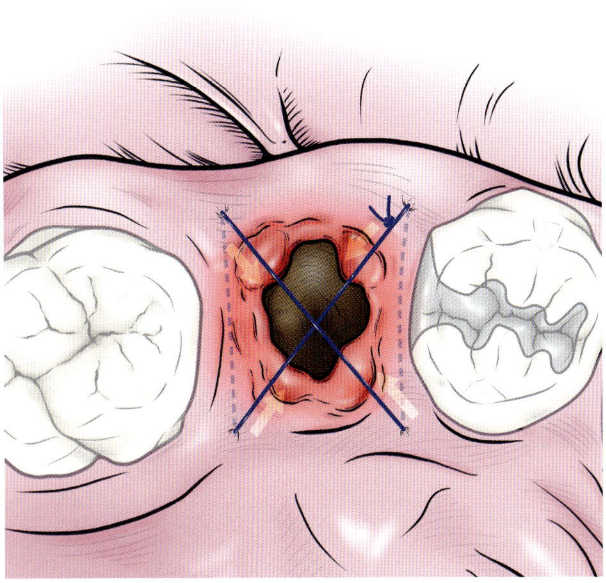

그림 6-5

마지막으로 ①과 ④의 부분을 결찰하여 봉합을 종료한다. 하나의 봉합사로 치은 변연의 협설 방향으로 압박이 걸리며 봉합사 제거도 쉽다.

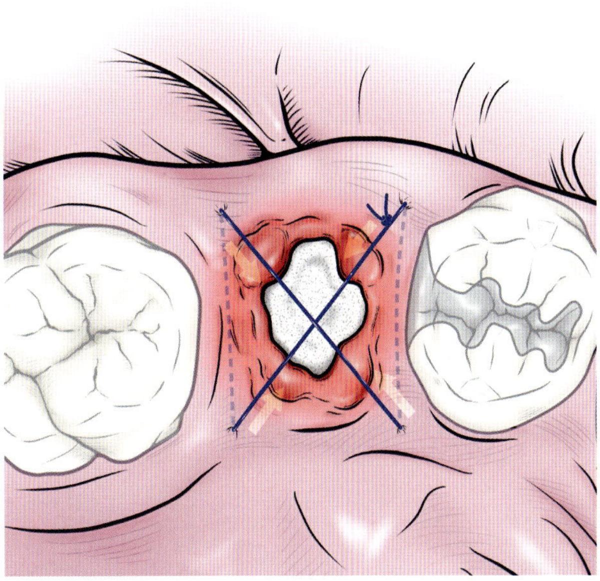

그림 6-6

발치와에 지혈제나 아테로콜라겐 재료를 삽입한 경우이다. 삽입물이 발치와에서 빠지는 것을 예방할 수 있으며 나아가 발치와 상면으로부터 수직적으로 압박할 수 있다.

지혈 처치를 수반하는 발치 테크닉 ②: 발치와 내부에 지혈제를 넣으면 더욱 효과적

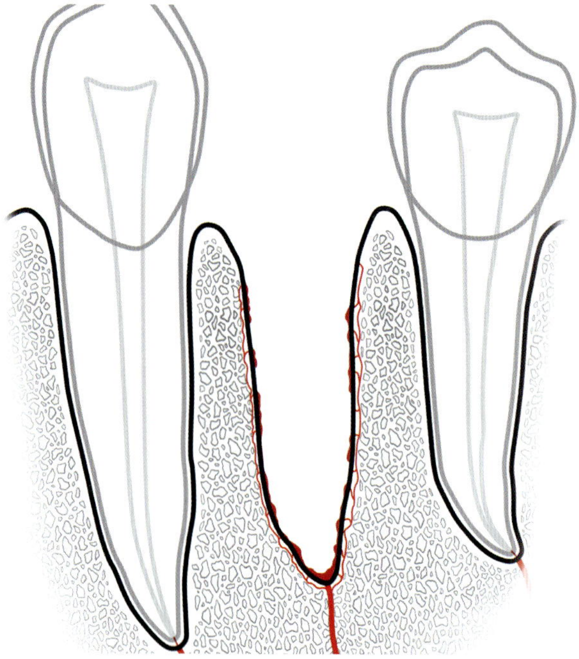

그림 6-7

발치 후의 상태이다.

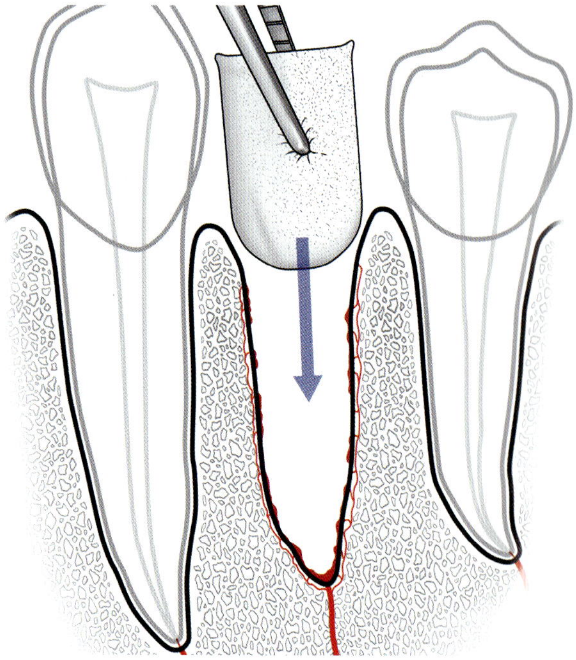

그림 6-8

발치와에 맞는 크기로 만든 지혈제를 삽입한다.

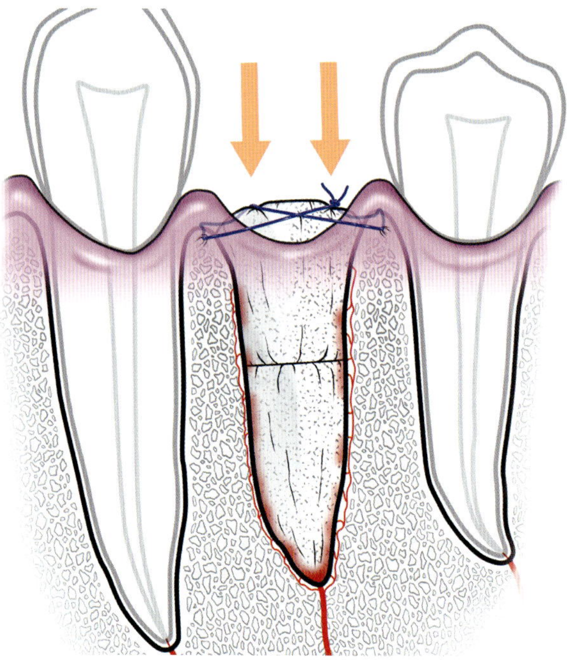

그림 6-9

발치와에 채운 지혈제를 방치하면 구강 내로 빠져나오는 경우가 있으므로 치은연을 봉합하면서 위에서 아래로 누르듯이 봉합하는 것이 좋다.

3 수술 후 출혈에 대한 고려사항

출혈 경향이 있는 환자의 발치에서는 수술 후 출혈을 막기 위해 다음과 같은 사항의 주의가 필요하다.

① 수술 중 지혈을 소홀히 함

가벼운 출혈이 지속되었음에도 불구하고 거즈를 물게 한 상태로 종료했을 때 생기기 쉽다. 불량 육아조직의 잔존, 철저하지 못한 봉합, 부적절한 지혈 처치에 의한 경우가 많다.

② 환자에 대한 설명의 오류나 부족

수술 종료 시에는 환자에게 거즈를 압박하도록(거즈를 물도록) 지시하는데, 압박되지 않는 상태면 거즈의 모세관 현상에 따라 더욱 출혈이 생기기 쉬워진다. 창상 부위에 수직적 압박이 가해지도록 거즈의 배치와 양을 고려한다(그림 6-10, 6-11). 또한 잦은 양치질이나 침 뱉기도 부적절하므로 수술 후 주의사항을 철저히 설명할 필요가 있다.

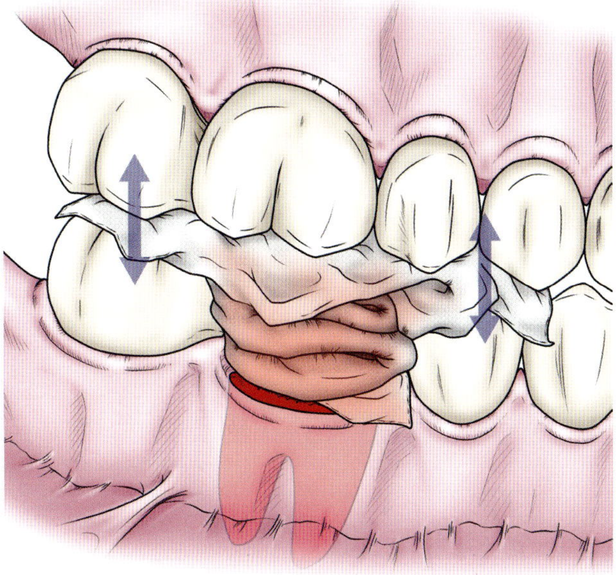

그림 6-10

거즈를 물어도 발치와에 대한 수직적 압박이 가해지지 않는 경우이다. 거즈에 의한 모세관 현상으로 발치와에서 나오는 혈액이 흡수되어 버려 지혈이 되지 않는다.

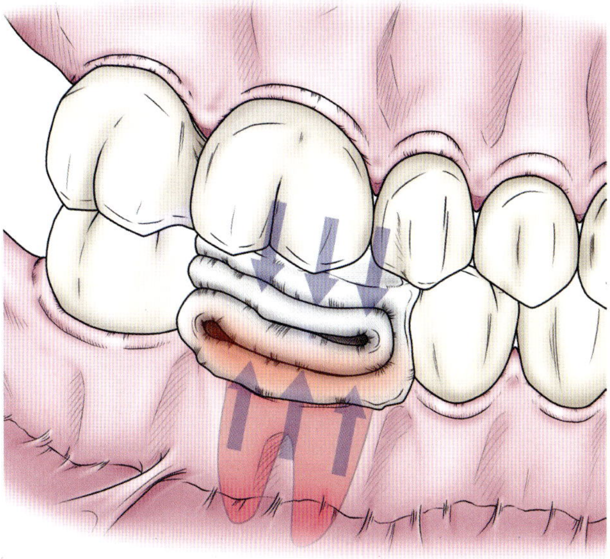

그림 6-11

발치 부위를 압박할 때는 거즈를 발치 부위 크기로 접어 발치와의 위에서 수직적으로 충분한 압박이 가해지도록 물게 한다.

③ 수술 후 출혈로 재내원한 환자에 대한 대응

수술 후 출혈로 재내원한 환자에게는 재출혈 예방을 위해 한 가지 방법으로 끝내지 말고 2, 3중의 지혈법을 병용해야 한다. 거즈로 압박을 하지 않아도 일정 시간 출혈되지 않는 것을 확인하고 나서 귀가시키도록 해야 하며, 확인되지 않으면 입원 관리도 검토해야 한다(그림 6-12).

수술 후 출혈에 대한 대응(구강 내)

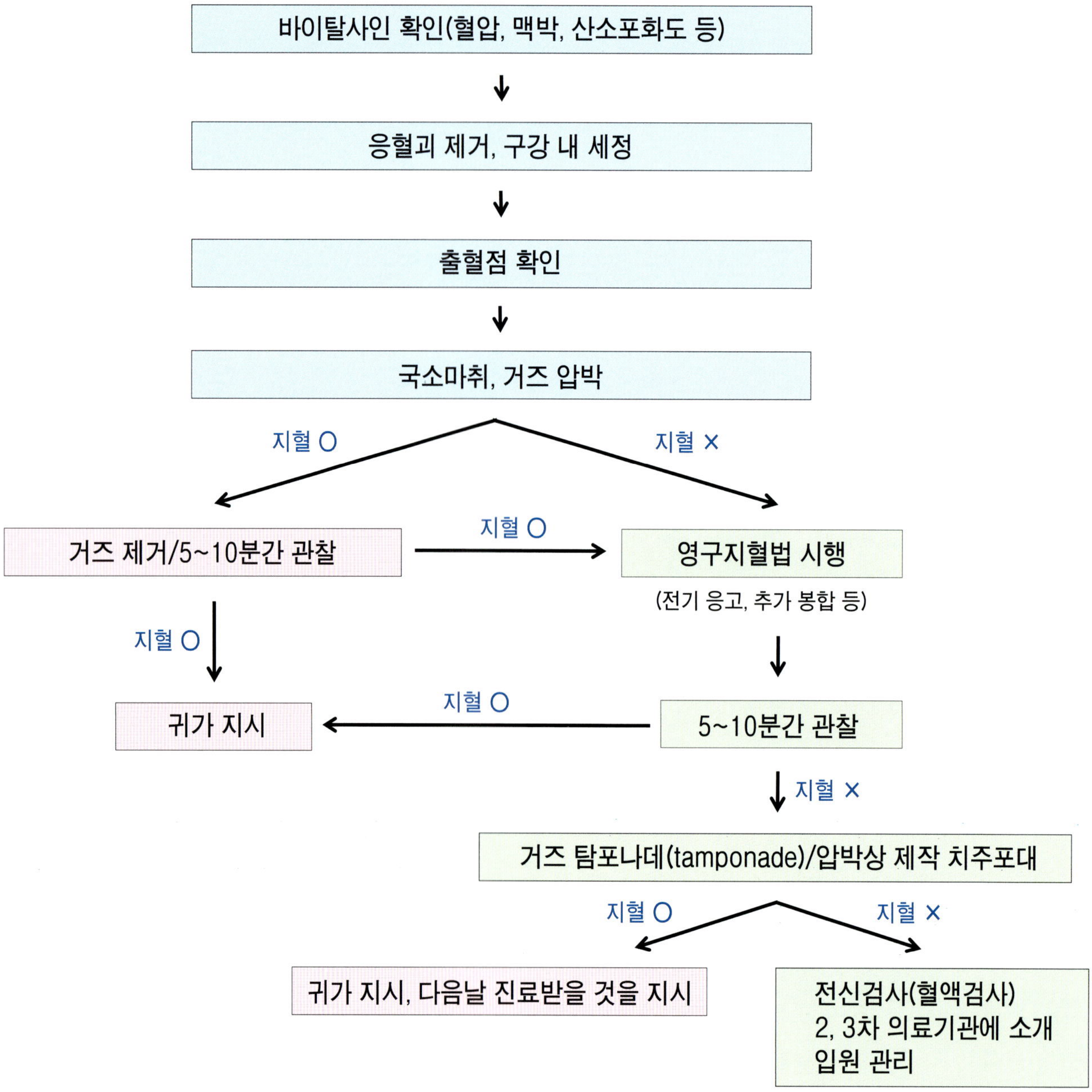

그림 6-12

④ 거즈 탐포나데법에 의한 대응

발치 후 출혈에 따른 대응으로서 최후의 수단이 거즈 탐포나데법이다(그림 6-13~6-16). 항균제가 함유된 연고를 바른 거즈를 발치와에 삽입한 후 위쪽을 봉합하여 종료하는 방법으로, 출혈이 완료된 수일 후에 거즈를 제거한다. 거즈 제거 시 출혈이 나타나면 다시 압박하지만 대부분 출혈점은 기질화(organization)되어 있어 특별히 어려움을 겪는 출혈은 나타나지 않는다.

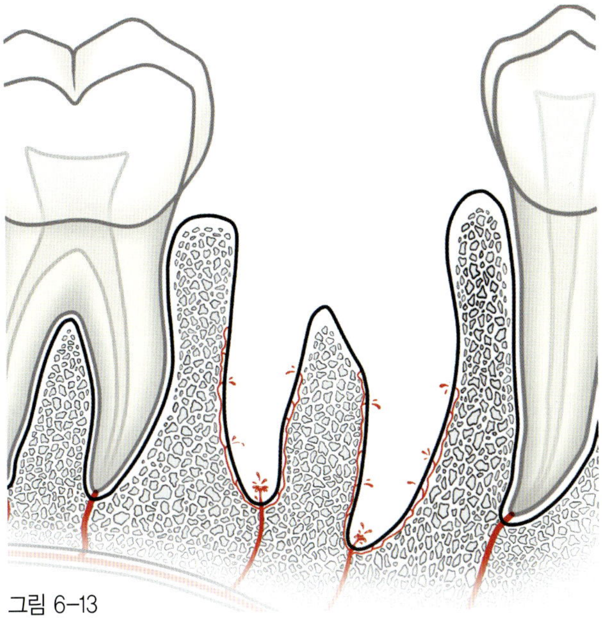

그림 6-13

하악 대구치 발치와의 상태이다.

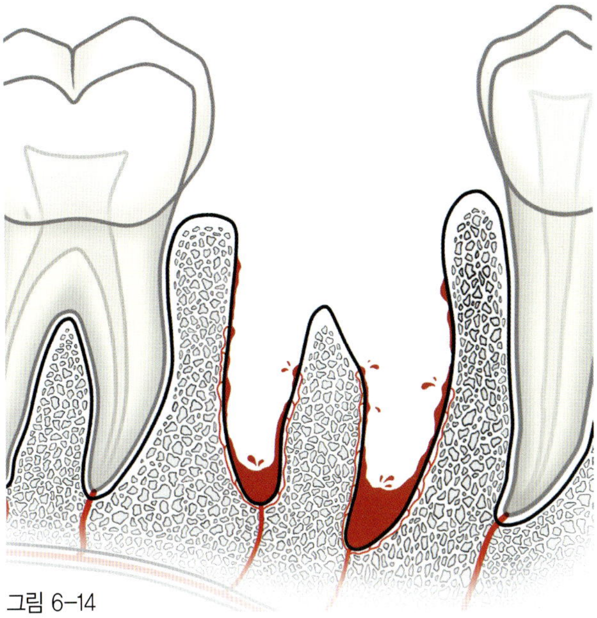

그림 6-14

일반적인 압박으로는 지혈되지 않으며 발치와에서 끓어오르는 듯한 출혈이 나타난다.

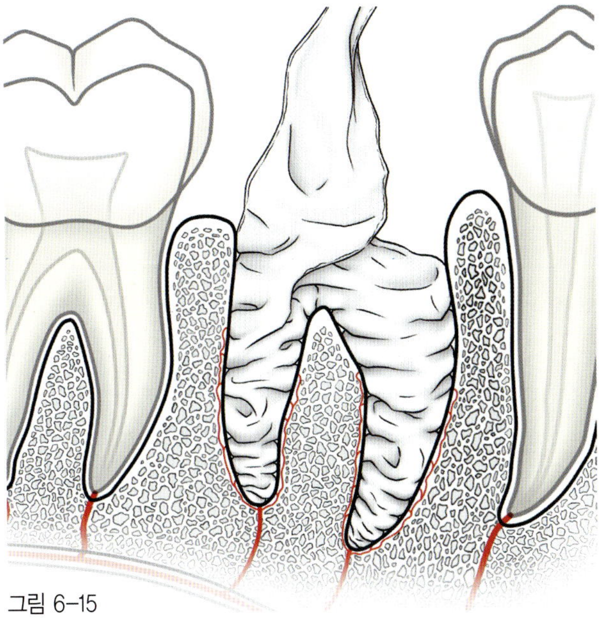

그림 6-15

항생제 도포 연고 거즈를 발치와에 집어넣듯이 하여 치근 첨부에서 치관측을 향해 삽입한다.

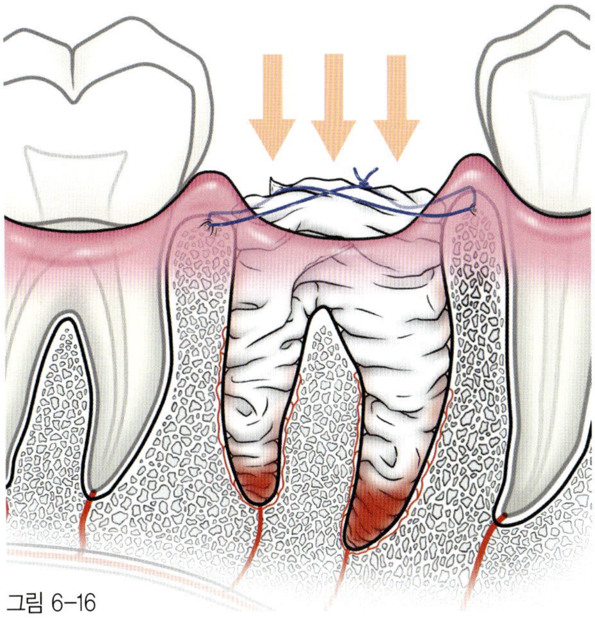

그림 6-16

연고 거즈도 방치하면 윗부분이 빠지므로 주위 치은을 봉합하여 윗면에서 누르듯이 하는 것이 좋다.

3. BMA 환자에 대한 발치

1 발치는 악골괴사를 발생시킬 위험성이 크다

2003년에 비스포스포네이트(이하 BP) 제제에 의한 악골괴사로서 BRONJ(bisphosphonate related osteonecrosis of jaw)가 보고되고 나서부터 골다공증치료제인 BP 제제와 함께 항RANKL항체, 혈관신생저해제 등의 약제에 의한 악골괴사로서 MRONJ (medicien related of the jaw)라고 명칭이 변경되어 지금까지 3번의 일본 악골괴사검토위원회 성명서 변경이 이루어졌다.

2016년의 성명서에서는 골흡수억제제 관련 악골괴사로서 ARONJ(anti-resorptive agents related of the jaw)라고도 칭했으며, 약제 관련 악골괴사에 대한 관심이 높다. 그러나 이들 골대사조절제(bone modifying agents: BMA) 투여 환자 중에서도 악골괴사 발생률은 낮고 그 발생 원인이나 형태도 불명한 점이 많으므로 가이드라인과 같은 진료 지침이 되는 것이 아니라 어디까지나 공식 견해와 같은 입장밖에 없는 것이 현실이다.

악골괴사를 발증하는 계기가 되는 치료 중에서 가장 많은 것이 발치라는 것은 보고되었지만, 발치의 기법에 대해 언급하고 있는 것은 적다. 2016년의 성명서에서는 비침습적인 치과 치료에 힘쓰지만 발치할 필요가 있는 경우는 다음과 같은 점에 유의해야 한다고 서술되어 있다(그림 6-17).

휴약의 위험성
골밀도 저하 및 골절 발생

↔

휴약의 효과
MRONJ 발생 예방

기본적으로는 BMA는 휴약하지 않고 침습적 치료를 받는다

발치하는 경우

수술 전부터 항균제 투여
최소한의 침습과 범위
처치 후 잔존골제거
골막을 포함한 완전폐쇄

그림 6-17

골흡수억제제 관련 악골괴사의 병태와 관리:
'악골괴사검토위원회 성명서 2016'에서 인용

2 BMA 복용 환자에 대한 발치 테크닉

그림 6-17의 요점을 정리해 보면 감염을 통제하면서 뼈노출을 막고 발치 후 뼈 리모델링을 최소한으로 하는 것이다. 발치 시에는 남아 있는 주위골에의 손상을 최소한으로 하기 위해, 난발치일 때의 대응으로서 주위골을 깎아내는 것이 아니라 분할발치를 선택하는 것을 의미한다.

또한 발치와의 뼈가 외부와 접하지 않도록 하기 위해 완전폐쇄를 권장하고 있으므로 점막골막피판을 형성하여 이완절개에 의해 발치와를 폐쇄하는 것을 의미하는데, 이 손기술은 만성 염증을 수반하는 조직에서는 사용하기 어려워 평소 구강외과 진료를 하지 않는 치과의사가 실시하기는 어려울 것이다(그림 6-18~6-22).

이 조작을 간편하게 하는 방법으로 치근면 피복 처치를 실시하여 발치할 치아를 사전에 잔근 상태로 해서 발치 후의 폐쇄 면적을 줄이는 방법이 효과적이라고 생각한다(그림 6-23~6-27). 이러한 손기술은 임플란트를 전제로 한 발치와보존술(socket preservation)을 고려한 발치 수술과 통하는 기법이라고 생각된다.

고난이도: 발치와의 뼈가 외부와 접하지 않도록 완전폐쇄하는 방법

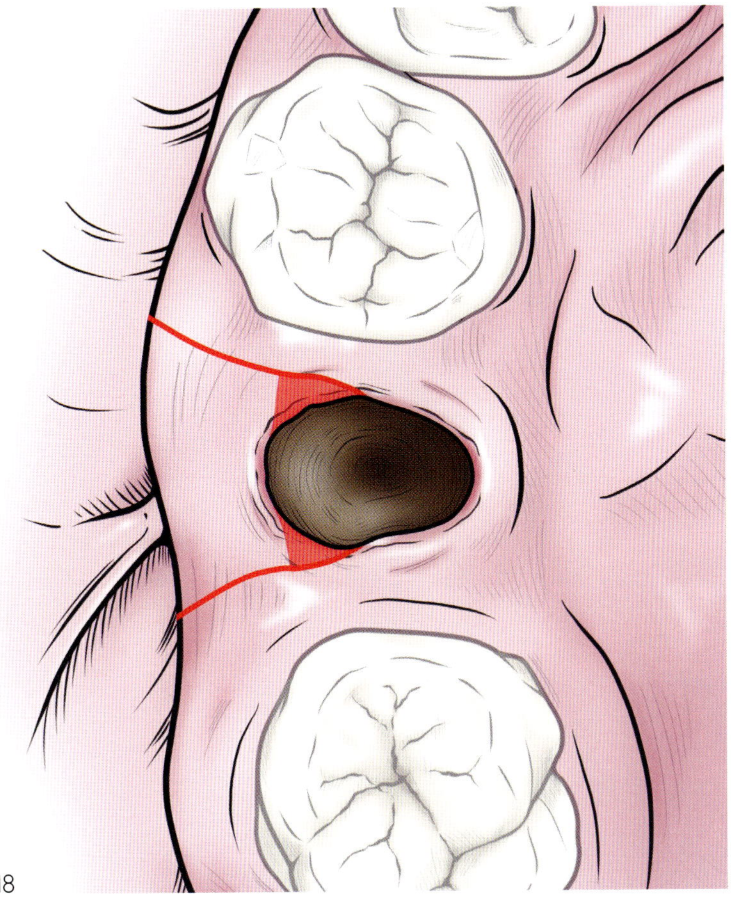

그림 6-18

발치와 폐쇄를 위한 절개선이다. 붉은 부분은 폐쇄 시에 남게 되므로 미리 절제해 두고 설측(구개측)의 치은연도 절제하여 새로운 면을 노출시켜 두는 것이 좋다.

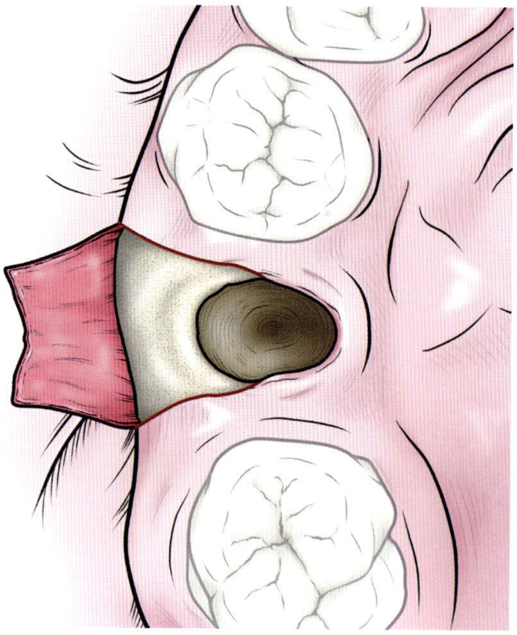

그림 6-19

골막을 포함한 플랩(flap)을 형성하기 위해 골막을 골면에서 박리하여 점막골막피판을 형성한다. 치근첨측은 치은협이행부까지로 하고 폐쇄를 위한 가동성 고려 범위로 한다.

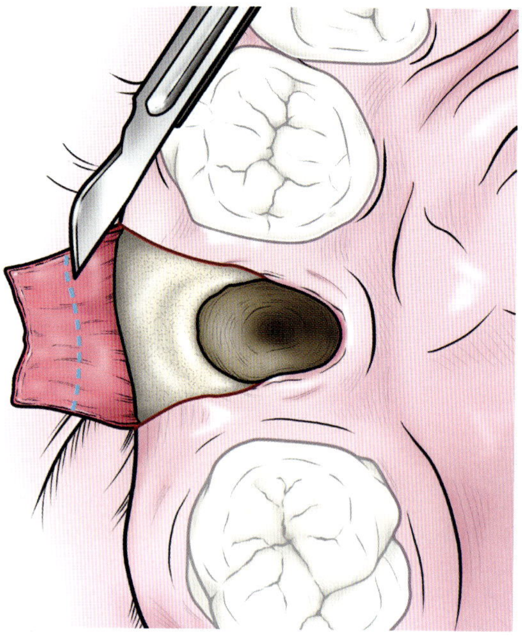

그림 6-20

이완절개의 위치는 골막을 확인할 수 있는 범위이며, 가능하면 치근첨측으로 설정하도록 한다. 골막을 분리할 때는 No.15 수술칼로 골막만 절개하여 분리하도록 한다.

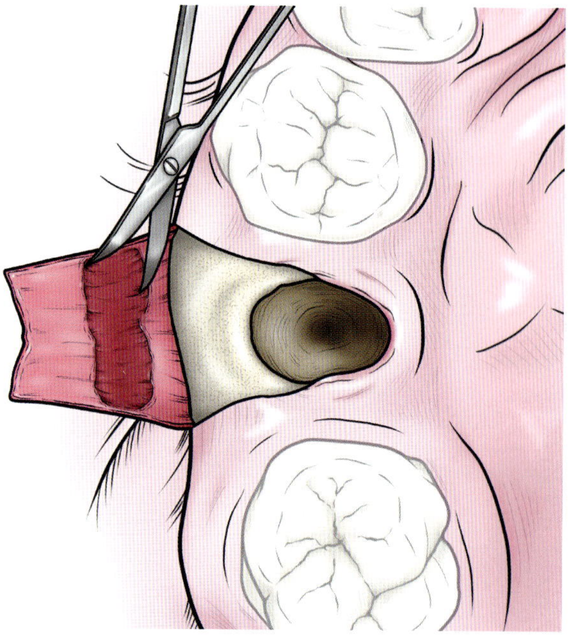

그림 6-21

칼로 골막을 절개하여 분리한 부분은 자연히 긴장이 없어지며 절개된 부분은 넓어진다. 그 넓어진 부분을 박리자나 가위로 더욱 폭을 넓혀 충분한 이완을 도모한다.

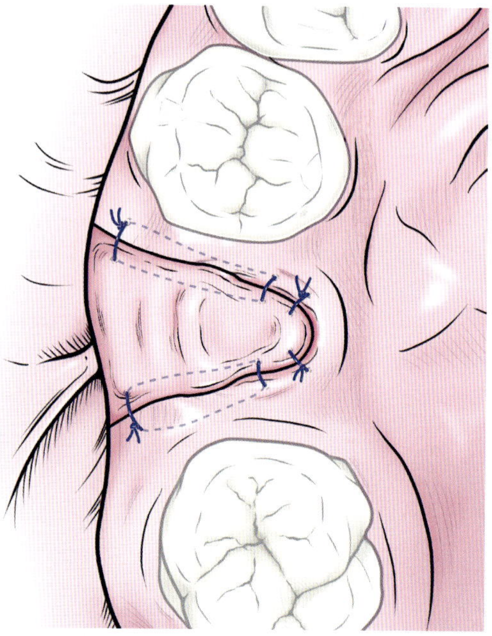

그림 6-22

긴장이 사라져 폐쇄 가능해진 것을 확인한 다음 봉합, 폐쇄한다.

권장 발치 전에 잔근 상태로 하여 발치 후의 폐쇄 면적을 줄이는 방법

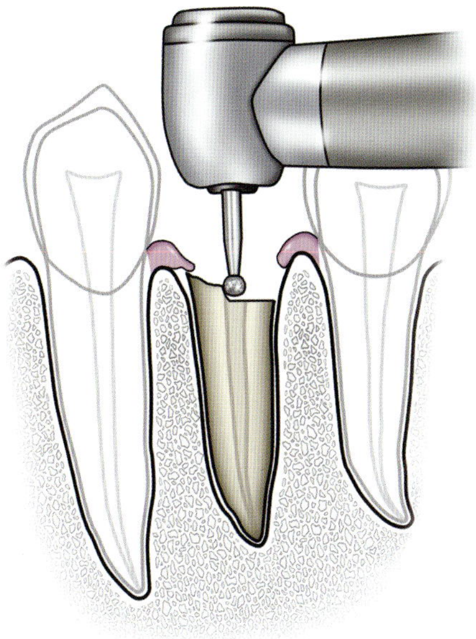

그림 6-23

치관을 제거하여 치근면의 상태로 만든 다음 라운드 버(round bur)를 이용하여 치은연 아래까지 치근면이 내려가도록 치질을 삭제한다.

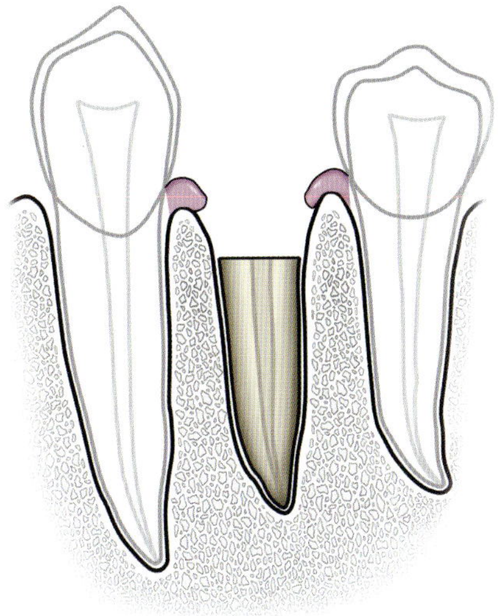

그림 6-24

치은연 아래까지의 삭제(grinding)는 2, 3mm의 깊이까지 실시하는 것이 좋지만 그 후의 발치에서 시야를 확보하기 어려워지므로 너무 깊게 하지 않도록 주의한다.

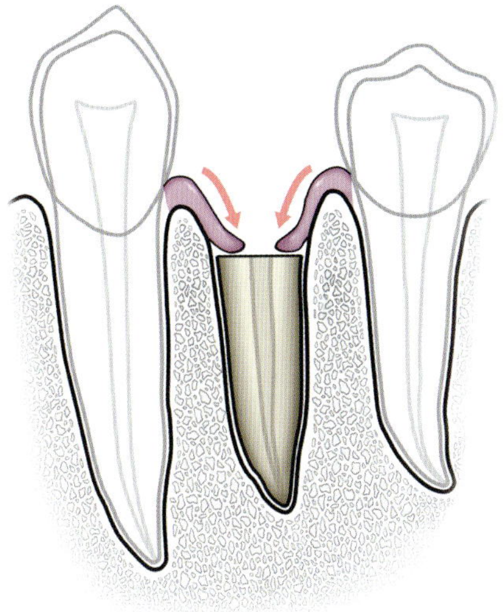

그림 6-25

치근면 삭제 후에는 치근면을 덮는 것처럼 주위 치은으로부터의 증식이 나타난다. 소구치인지, 대구치인지에 따라 면적은 다르지만 처치 2~4주 후에 효과가 나타나는 경우가 많다.

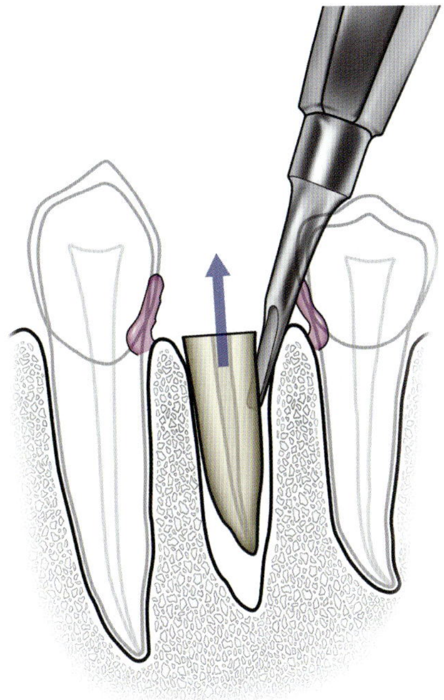

그림 6-26

피복 후의 발치는 점막 하 매복치가 되므로 난발치가 된다. 손기술에 대해서는 제5장을 참조한다.

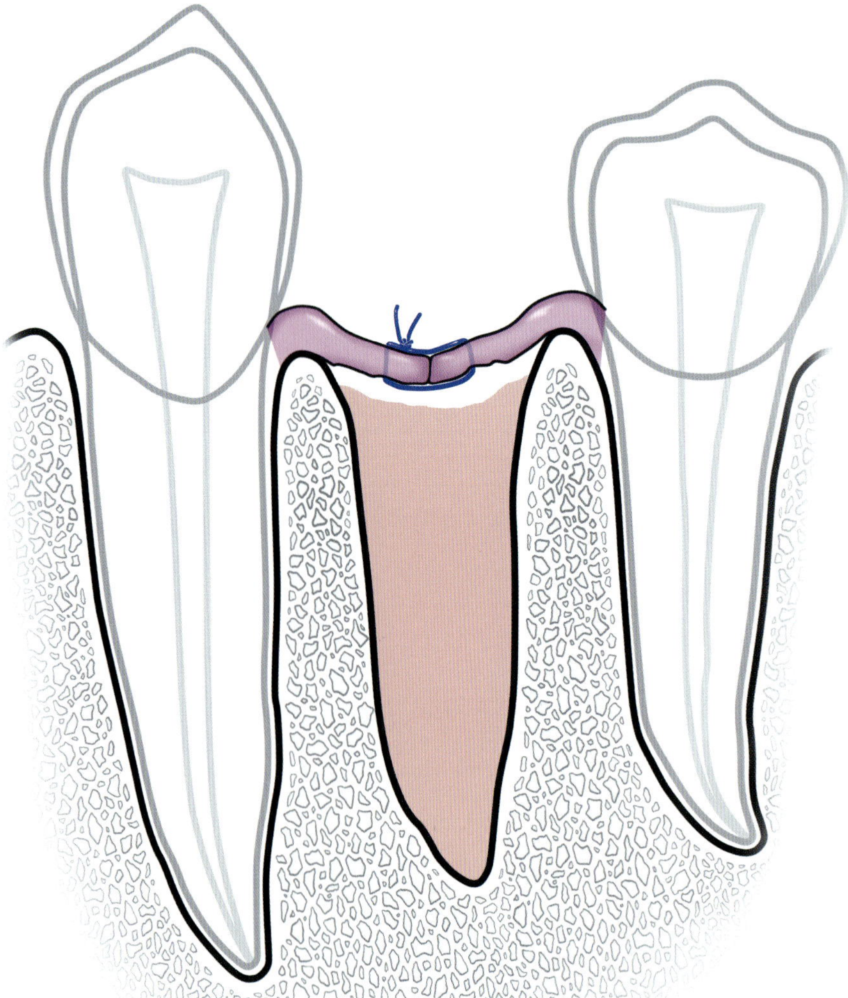

그림 6-27

증식한 치은으로 인해 연조직에 의한 폐쇄가 쉬워진다. 이완 절개를 필요로 하는 경우라도 이완할 양이 적어진다.

【참고문헌】

1) 骨吸収抑制薬関連顎骨壊死の病態と管理：顎骨壊死検討委員会ポジションペーパー . 2016
2) 柴原孝彦、岸本裕充、矢郷　香、野村武史 . 薬剤・ビスホスホネート関連顎骨壊死　MRONJ/BRONJ.　クインテッセンス出版 . 2016
3) 山内健介、髙橋　哲 .　ソケットプリザベーション . 歯槽堤温存を考慮した抜歯術 . 第一歯科出版 . 2014